La beauté
par les huiles essentielles

Du même auteur :

- *Hydrosol, mon ami*, Éditions 5 ml, Graveson, 2007.
- *L'aromathérapie tout naturellement*, Éditions 5 ml, Graveson, 2007.
- *Le carré des simples*, Éditions 5 ml, Graveson, 2007.
- *L'aromathérapie beauté*, Éditions 5 ml, Graveson, 2007.
- *L'aromathérapie tout simplement*, Éditions Eyrolles, Paris, 2007.
- *L'aromathérapie et la femme enceinte*, Éditions 5 ml, Graveson, 2005.
- *L'aromathérapie et les enfants*, Éditions 5 ml, Graveson, 2005.
- *Huiles essentielles, se soigner par l'aromathérapie*, Éditions Eyrolles, Paris, 2004.
- *Des senteurs aux parfums, catalogue du musée des arômes et du parfum.*
- *Recettes aromatiques d'urgence*, Éditions 5 ml, 1999.
- *Aromathérapie vétérinaire*, éd. de La Chevêche, 1993.
- *Aromathérapie, des huiles essentielles pour votre santé*, Albin Michel, Paris, 1992 (épuisé).
- *Aromathérapie esthétique, des huiles essentielles, Pour votre beauté*, éd. de La Chevêche, 1992.
- *Aromathérapie culinaire, l'alimentation « gagneur »*, éd. de La Chevêche, 1991 (épuisé).
- *L'aromathérapie naturellement*, éd. de la Table Ronde.
- *La bible de l'aromathérapie*, édité par l'auteur.

Nelly Grosjean

La beauté
par les huiles essentielles

EYROLLES

Éditions Eyrolles
61, Bd Saint-Germain
75240 Paris Cedex 05
www.editions-eyrolles.com

Mise en pages : Istria
Illustrations : Patricia de Beauvoir

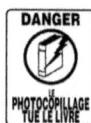

© Groupe Eyrolles, 2008
ISBN 978-2-212-54076-5

Sommaire

Avant-propos

Aromathérapie : les premiers produits de beauté que l'on peut manger !
Comment est-ce possible ?

Beauté et santé riment et le temps le prouve : il est opportun de penser
que la beauté « façade » reflète la beauté intérieure. Que la beauté que
j'appelle « façade » est le reflet du bon fonctionnement de nos méta-
bolismes ! Que la santé naturelle se voit, se perçoit et se reconnaît. Par
exemple, dans une assemblée de plusieurs centaines de personnes, les
femmes ou hommes ayant déjà fait un travail personnel de transformation, un pas vers la santé, se reconnaissent. Ils « sortent » de l'assemblée, leurs visages sont plus clairs, les traits plus fins, les visages plus
sereins et les teints moins rouges, les yeux moins bouffis, les mentons
(qui montrent l'état du foie) moins souffreteux... Oui : ça se voit, ces
visages ressortent, éclairent ou rayonnent et ce seront ces mêmes
personnes qui viendront en fin de conférence me remercier, me rappor-
ter qu'elles sont très heureuses, que mes conseils ont changé leur vie,
que tel ou tel problème de santé s'est estompé, que les poids et volumes
excessifs ont disparu comme par enchantement, que les douleurs les
ont abandonnées, que les problèmes circulatoires, les troubles de la
ménopause se sont dissipés, que le sommeil récupérateur est
revenu, etc.

Oui, cela se voit, et c'est le résultat des petits changements apportés
dans les habitudes de vie. La beauté, c'est le résultat d'une bonne
hygiène de vie ! Tout le monde sait qu'après avoir passé une soirée de
bombance, trop bu et trop mangé, le teint est pâteux, tout comme la

bouche et le cerveau... Les mannequins le savent et dorment tôt, ne dînent pas avant les grandes présentations, prennent trois compléments alimentaires, un jus de carotte et quelques algues suivis d'un massage en guise de dîner... pour être fraîches le lendemain ! Les artistes de haut niveau font de même : ils font régulièrement leur cure de jus vert chez Hippocrate ou en Asie dans un spa de luxe, alors que les New-Yorkais vont troquer leur dîner contre une séance de kinésiologie, de décodage biologique, de coaching ou de développment personnel en savourant un jus de légumes-gingembre, comme en Californie d'ailleurs.

La beauté est réellement le reflet de la santé... et la santé commence par la pratique de la respiration consciente, l'importance de la qualité de l'eau que nous buvons[1] et, bien sûr, la qualité des aliments que nous mangeons. Au rang des nouveaux aliments « tendance », les graines germées et les algues, les carpaccios de légumes, de champignons ou de betterave rouge, le quinoa, le lait de tournesol germé, le lait d'amandes, le « GLS free », « sans gluten », « sans lactose », « sans sucre », cher à toutes nos journalistes avant-gardistes... et, en corollaire indispensable, le « tout bio », sans lequel nous ne saurions continuer à vivre « sainement ».

Oui, il est important de manger bio, c'est écologique bien sûr, éthique et économique... Écologique parce que le bio c'est sans produit chimique. Éthique parce qu'il est tenu compte des pratiques éthiques et de partage. Économique parce qu'il faut moins de quantité de production en végétal qu'en animal, pour un résultat meilleur. De plus, nous savons qu'en une seule année l'ensemble de la planète pourrait voir diminuer sa famine drastiquement (et sa misère) en mangeant cru et vivant, bio et végétal, plutôt que de tenter de se mal-nourrir avec du cuit, du conservé chimique et de l'animal hormoné et génétiquement modifié tout comme les aliments qui l'ont fabriqué... 10 000 fois moins de surfaces cultivées (et éviter la déforestation) avec des protéines végétales (graines germées et jeunes pousses) plutôt que des protéines animales. Il est peut-être utile de rappeler qu'il est possible de nourrir une famille de cinq personnes avec un plat de poisson cru façon sashimi plutôt que

1. Voir les travaux exceptionnels du docteur Masaru Emoto et les propriétés des hydrosols, ces étonnantes eaux florales de distillation.

de manger du cuit où il faudra cinq poissons pour nourrir la même famille... Sans oublier que les principes vitaux et nutritifs sont plus importants, les toxines et les difficultés d'assimilation et d'élimination sont réduites dans le cru !

Savez-vous pourquoi les femmes américaines développent beaucoup plus de cancers de la peau et du sein que les hommes ? Merci les produits de beauté et les déodorants !

Savez-vous pourquoi les Américains sont à plus de 50 % obèses au-dessus de 130 kg ? Merci le sucre, les produits sucrés et les produits laitiers pendant plus de trois générations.

Savez-vous pourquoi les Japonais, qui ne connaissaient pas les douleurs rhumatismales jusqu'alors, commencent à en subir les inconvénients ? Le lobby du lait a offert depuis plus de dix ans dans toutes les écoles japonaises un yaourt par jour et par étudiant. Résultat, après quelques années seulement, les Japonais commencent à développer des maladies rhumatismales, des rétentions d'eau, des douleurs et sciatiques qu'ils ne connaissaient pas jusqu'alors. De même en Australie où la génération de la malbouffe grasse et sucrée a commencé à envahir le pays il n'y a qu'une petite vingtaine d'années... Les enfants naissent désormais avec des signes avancés d'obésité précoce. Et cela arrive en Europe à grands pas, si bien que commence à ce jour une véritable sensibilisation de l'opinion publique sur le « manger cinq fruits ou légumes frais par jour », diminuer le sucre, la pomme à la place du pain au chocolat...

La France est le premier consommateur de somnifères et tranquillisants du monde. Nous invoquons le stress, c'est d'abord le résultat d'une réelle malnutrition qui affaiblit les défenses immunitaires, qui enveloppe de toxines nos cellules, qui perturbe le bon fonctionnement de ce corps, « mécanique merveilleuse » qui ne demande qu'à fonctionner correctement, pourvu qu'on lui donne ce qui lui convient !

Croyez-vous qu'en absorbant les 4,6 kg de purs produits chimiques par personne et par an (moyenne en 2006 en France) il soit possible d'être en bonne santé ? Je ne compte ni les produits de beauté ni les médicaments, ce qui ferait exploser cette moyenne déjà effrayante ! Lisez les étiquettes, refusez les produits chimiques dans votre alimentation, dans vos boissons, devenez conso-acteur et non conso-mateur ! Prenez en charge votre santé ! La santé est le résultat d'un mode de vie nouveau et plus sain avec lequel les branchés « santé beauté nature bio » se rallient maintenant aux scientifiques et empiriques (des professeurs Joyeux et Belpomme aux naturopathes de renommée en passant par les centres de remise en forme et les chefs du « cru » des Philippines, des États-Unis, d'Espagne, les cliniques italiennes de désintoxication, les stages de marche et jeûne et les cures de jus de légumes ou de raisin, les séances salvatrices de renouvellement énergétique ou d'équilibrage harmonique avec des cristaux... ou autre méthode visant à une amélioration intérieure). Toutes les méthodes sont bonnes pourvu qu'elles améliorent l'état général physique, mental et spirituel.

Et bien sûr, les aliments de la peau que nous allons utiliser, j'ai nommé les produits de beauté, se doivent, tout comme leurs frères de l'alimentation, d'être tout naturels, tout bio ! Car comme chacun le sait la peau absorbe les produits de soins... principalement les huiles végétales nourrissantes et les algues restructurantes (que l'on peut manger), les huiles essentielles et les oligoéléments et vitamines particulièrement régénérateurs... Tout se mange et la peau saura nous remercier de ces nouveaux produits de soin tout naturels et bio !

On me pose de nombreuses questions à propos des soins de beauté-santé : comment faire les cures de printemps ? L'alimentation a-t-elle une influence sur la santé et la vitalité, la beauté de la peau et sur le vieillissement prématuré ? Comment fabriquer exactement les hydrosols, les huiles de massage, les onguents, les bases, les parfums, masques et gommages ? Comment préparer bains, inhalations et fumigations... Et encore les huiles pour le corps, contre le soleil et les brûlures, pour traiter les dermatoses... Réponses que je suis heureuse de vous proposer dans ce livre.

J'aime la clarté et la densité des informations sous forme de recettes et de tableaux récapitulatifs. Les doses justes, les dangers, les précautions à prendre et les synergies sont, chaque fois, soulignés. Ils permettent à chacun d'entre nous de profiter sans inconvénient des bienfaits des huiles essentielles aromatiques et des hydrosols, mes compagnes de voyage depuis plus de trente ans. Vous pourrez utiliser chez vous, pour vous, votre famille, vos enfants, vos amis, avec les résultats performants, et parfois miraculeux, qui accompagnent leur bonne utilisation.

© Eyrolles Pratique

En plus des propriétés physiques, thérapeutiques, concrètes des huiles essentielles, j'aimerais entrouvrir la porte de l'esprit des plantes, des arômes, des effluves, des odeurs, des parfums, des fragrances... et vous faire partager le chemin de l'olfaction menant à l'*odoration*.

Ensemble, entrons sur le chemin de l'odoration avec nos précieuses huiles essentielles aromatiques naturelles.

Partie I

Le goût de la beauté

Chapitre I

L'aromathérapie et la beauté

Ce livre se propose d'aborder plus particulièrement le domaine esthétique, lorsque la beauté est naturelle et signe d'une belle santé. J'aimerais, sans attendre, préciser qu'être belle, être beau, est une notion très relative : elle se modifie en suivant le goût de chacun et évolue au gré des civilisations et des cultures. Plutôt que de parler de beauté, tyrannisante à l'heure des médias qui nous abrutissent de *fast-beauty*, ne ferions-nous pas mieux de la considérer plus judicieusement en la recentrant autour d'un « être soi » plus fondamental et gratifiant ? Être soi : donner à soi-même, et aux autres, la pleine mesure de nos élans, aurions-nous des projets plus enrichissants ? Être soi, c'est encore laisser s'exprimer son intériorité, lui laissant la liberté de venir éclairer notre apparence.

Lorsque nous choisissons l'aromathérapie pour compagne de vie, nous sommes assurés d'être secondés par une alliée puissante, fidèle et juste (à la condition toutefois d'en bien apprendre les lois, et d'en mesurer les effets). L'aromathérapie est sans égale, convoquant les invisibles forces vives de la nature que sont les huiles essentielles, ces véritables bombes d'énergie régénératrice et vibratoire.

Depuis plus de trente années, je me consacre aux huiles essentielles. À aucun moment elles n'ont trahi la confiance absolue que je leur témoigne et je ne cesse, chaque jour, d'en découvrir les pouvoirs merveilleux — l'aromathérapie est un grand Harry Potter capable d'illuminer et d'enchanter votre vie ! Si, comme l'indique son nom, l'aromathérapie est avant tout une méthode de soin, une thérapie par les arômes pour conforter une santé au naturel, elle décline ses bienfaits dans tous les domaines, qu'ils soient vétérinaire, culinaire ou esthétique, jusqu'à fortifier le mental et illuminer le spirituel. L'homme est un tout, qui communique avec lui-même, les autres et son environnement : il est au centre d'une plate-forme d'échanges, d'émotions et d'expériences, d'énergies et de pensées, de rêves et d'histoires, qui exige un travail sur soi pour en mieux maîtriser les rouages... Aussi, en médecine holistique, préférons-nous l'appréhender dans sa totalité, où le moindre détail a l'importance du tout, et le tout, celle, essentielle, de son « être ».

Les produits de beauté que l'on peut manger

L'expression « produits de beauté » m'a toujours interpellée. Pour ma part, je les appellerais plus volontiers produits « de vie », dès lors qu'ils sont expressément naturels. On voudrait que nous enduisions nos corps et nos visages de crèmes nocives, parfois dangereuses – quand on sait que notre peau respire, et qu'à travers elle notre organisme absorbera ces éléments parfois corrosifs. Connaît-on l'origine et la fabrication de ces produits ? Toutes ces crèmes industrielles de grande distribution sont malheureusement consommées à l'aveugle. Nous devrions toujours leur préférer impérativement des compositions absolument naturelles, biogéniques ou biovitales que, je me plais à le répéter, nous pourrions « manger » sans problème. Déguster sa crème de jour ou de nuit, nul n'y songerait et, pourtant, en l'appliquant sur notre peau, c'est ce que notre corps se propose d'opérer en toute innocence. Qu'au moins ce livre puisse prévenir des dangers que nous encourons en utilisant d'anodines crèmes passe-partout, dont leurs fabricants voudraient nous faire croire qu'elles sont inoffensives. Sachons garder à l'esprit que rien n'est anodin de tout ce dont nous nous nourrissons, qu'il s'agisse de nutrition aussi bien que de soins de beauté, l'alimentation de notre peau. Sans tomber dans une méfiance abusive, gardons-nous cependant d'être négligents, et restons vigilants. Choisissons des produits qui auront, pour notre corps, autant de délicatesse que nous aimons en prendre à l'entretenir.

Les huiles essentielles (HE)

Petit tour du monde des arômes

Sauvages ou cultivées, certaines plantes aromatiques se récoltent sur les versants odorants du mont Ventoux, de la Drôme, du Var et des Alpes-Maritimes. Elles poussent également dans les Cévennes et les Pyrénées. À quelque quinze jours près, selon les régions et l'ensoleillement des adrets et des ubacs, les plantes aromatiques de Provence se récoltent entre juin et juillet pour le thym, et entre juillet et août pour les lavandes, les sarriette, sauge, hysope, origan, marjolaine. Les menthe, basilic et verveine, avec deux coupes, sont récoltés de juin à septembre.

La cueillette commence et s'achève dans la joie des parfums et des couleurs ; la fatigue de ce dur labeur participe, elle aussi, de la fête. Au début du siècle, les coupeurs, italiens pour la plupart, venaient pour la saison et se faisaient embaucher de ferme en propriété. Aujourd'hui, cette tradition ne subsiste plus que dans les endroits retirés et certains domaines.

Depuis les années quatre-vingt, on utilise une machine à « ramasser » lavandes et lavandins qui, si elle les coupe plus rapidement, les endommage gravement. Les plantes ainsi récoltées auront une vie de quatre à cinq ans plus courte, le ramassage à la main leur laissant une espérance de vie de huit à dix ans ; des plants bio de lavande fine ramassés à la main ayant même atteint quinze à dix-huit ans ! Les plantes ramassées sont préséchées directement dans les champs pendant deux ou trois jours, étalées sur de grandes pièces de toile, couvertes la nuit, avant de prendre le chemin de la distillerie. La cueillette des plantes aromatiques exotiques (cannelle, girofle, muscade, vétiver, gingembre, citronnelle, verveine exotique) se fait plusieurs fois par an en Indonésie, à Ceylan, en Inde, au Vietnam et en Chine. Merveilleux et doux arôme de notre enfance, la vanille est une plante parasite (qui pousse et se nourrit d'une autre plante) et ne peut se distiller : il n'existe pas d'huile essentielle de vanille. On la trouve naturelle en bâton, en poudre ou encore en extrait de vanille, appellation normalement dédiée à un produit naturel : la certification bio en assure la qualité naturelle[1].

---

1. Voir *www.marivani.com*

L'appellation « arôme » correspond à un produit de synthèse à destination de la parfumerie.

Les géraniums et les roses arrivent d'Orient, de Madagascar ou de La Réunion. Les agrumes (citron, citron vert, orange, pamplemousse), les mandarines et les bergamotes de Floride, de Californie, d'Espagne, du Portugal, du Maroc, d'Égypte ou de Corse… Ils sont distillés sur les lieux de production : les fruits pour les jus et les extraits secs, les zestes pour les essences et les extraits secs également. Les huiles essentielles de petit grain (feuilles des arbres citrus) et de néroli (boutons de la fleur d'oranger), plus précieuses et plus chères, sont distillées traditionnellement dans un alambic à vapeur, contrairement aux agrumes dont on récupère l'essence par expression mécanique.

L'hiver, en Provence, on procède au ramassage et à la distillation, après concassage, des aiguilles et des petites branches des bois : cèdre, pin maritime et sylvestre, pin noir et pin baumier, cyprès et thuya, ainsi que des baies et petits bois de genièvre et de cade. Au Canada on distille les écorces de bouleau, dans les Alpes le sapin, dans les Landes, en Provence et en Sibérie les pins ; la coriandre, le carvi et le cumin, graines odorantes, sont distillés dans les pays slaves. Les semences de carottes sont importées et souvent distillées en France ainsi que la plupart des petites graines de semences transportables comme l'anis, le fenouil, l'aneth…

L'exceptionnelle essence de rose arrive toute distillée de Bulgarie, où l'on peut survoler des centaines d'hectares de cultures, ce pays restant la référence en la matière. La qualité extrême de l'huile essentielle de rose de Bulgarie vaut toujours son pesant d'or ! Le Maroc et l'Égypte commencent à produire des roses, de moindre qualité.

Camomille romaine ou encore matricaire arrivent de Touraine, de Suisse ou d'Allemagne. L'Angleterre produit de grandes quantités et de nombreuses variétés de menthe et de lavande anglaise, tout comme les États-Unis. Le Brésil et l'Uruguay fournissent l'essence de bois de rose (maintenant assujettie à une reforestation obligatoire), de gingembre et de certains agrumes. Les poivre et piment se distillent secs sur les divers lieux de production de l'Asie à l'Amérique centrale ou du Sud.

Grâce à ce tour du monde, nous pourrions dresser une carte des odeurs, les douces, les corsées, les ambrées, les fruitées, et découvrir ainsi la secrète géographie des arômes des précieuses essences naturelles.

L'art du distillateur

Nous l'avons dit, l'huile essentielle est le produit noble résultant de la distillation d'une plante aromatique (par exemple la sauge), d'une fleur (par exemple la rose), d'une semence (par exemple la carotte), d'un bois (le santal par exemple), d'un fruit (par exemple la bergamote), d'une baie (par exemple le genièvre) ou encore d'une sève d'arbre (par exemple la térébenthine). L'huile essentielle est composée de terpènes, d'esters, de phénols, d'aldéhydes, d'éthers, d'oxydes, d'acides... La formule chimique d'une essence définie varie quelque peu en fonction de l'année, de la période de maturité pour la cueillette, du terroir et de l'ensoleillement. Les « chémotypes » seront quelque peu différents, tout comme se distinguent les éléments et les tanins de plusieurs vins d'un même cru. La technique de distillation choisie, vapeur lente par exemple, et le savoir-faire du distillateur concourent à fabriquer une bonne huile essentielle, tout comme le boulanger fait un bon pain. Couramment appelée essence, l'huile essentielle est un produit volatil, éthérique et odorant. Son odeur est celle de la plante dont elle est extraite. L'odeur d'une plante est son « identité », sa protection, son « aura ».

Il existe différentes méthodes pour « capturer » les essences, variant avec la nature de la partie de la plante distillée (fleur, racine, écorce, feuille ou baie) ainsi qu'avec les progrès des techniques de l'industrie du parfum. Pendant de nombreuses années, les trois seules méthodes utilisées furent la distillation pour les plantes entières, l'enfleurage pour les fleurs fragiles, comme le jasmin, la violette, la rose de mai ou le mimosa, et l'expression mécanique pour obtenir les essences d'agrumes. Pour l'usage aromathérapique, seules les huiles essentielles obtenues par distillation à la vapeur lente et expression mécanique satisfont aux normes strictes « d'huiles essentielles aromatiques à usage thérapeutique », certifiées bio de surcroît, devenant la seule assurance d'un produit naturel.

D'usage courant à partir de la fin du XVIIIᵉ siècle, la distillation à la vapeur d'eau utilise un alambic, dispositif sans lequel on ne saurait rien de l'âme des plantes. Invention des Arabes, c'est à Arcenne que l'on doit d'avoir domestiqué le feu pour distiller les plantes et en recueillir les volatiles essences. D'une plante à l'autre, le temps de distillation peut varier considérablement, mais soustraire d'une vapeur rebelle quelques larmes dont on recueillera le précieux du cœur est toujours une opération délicate. Chaudière, col-de-cygne et cuve ont ce pouvoir d'apprivoiser l'invisible pour nous en restituer toute la magie. Fleurs, plantes ou parties de la plante sont placées par centaines de kilos ou par tonnes dans le bac en cuivre. Cette chaudière s'appelle aussi la cucurbite. Le chauffage crée, par ébullition, une vapeur lente qui se charge au passage des essences de la plante dont elle a fait éclater les « sacs aromatiques ». L'alambic à feu nu est le plus ancien : le chauffage au bois se faisait sous la cucurbite ; cependant, il n'était pas facile d'en régler la chaleur. La vapeur odorante passe dans le chapiteau ou tête d'alambic, dans le col-de-cygne, puis dans le serpentin du réfrigérant ou du refroidisseur. Elle se condense et redevient liquide. Ce liquide précieux est recueilli au robinet dans un essencier, encore appelé vase florentin.

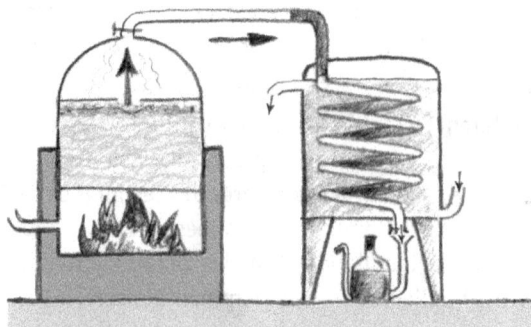

Distillation à feu nu jusque dans les années 50.

De densité différente, les deux substances vont se séparer naturellement. Plus légère que l'eau, l'huile essentielle reste en surface, tandis que s'écoulent par la partie basse ce que l'on appelle les petites eaux. La cohobation, ou cohobage, consiste à faire passer plusieurs fois par un siphon relié à la cucurbite ces eaux florales sur les plantes pour obtenir des eaux plus parfumées : eau de rose, eau de fleur d'oranger... L'essence, elle, est décantée puis filtrée. Elle peut être aussi affinée grâce à un œuf de rectification pour les essences à parfums uniquement. L'essence précieuse est conservée à l'abri de la chaleur, de la lumière et de l'air et sera transportée dans des bouteilles protégées de paille ou des récipients hermétiques en cuivre, en fer ou en Inox, appelés estagnons, fermés par un bouchon de liège scellé à la cire. D'autre part, contenant des microparticules d'huiles essentielles en suspension, l'eau de distillation est soigneusement mise dans d'autres fûts. Selon sa qualité, on l'appelle une eau florale, un hydrolat ou, comme je l'ai baptisé, un hydrosol, qui correspond aux eaux de la première partie de la distillation à l'eau de source, avec des plantes sauvages ou de culture biologique, contenant des microparticules d'huile essentielle. Les fins de distillation ne contiennent plus que quelques millièmes d'essences en suspension et leurs valeurs florales ne sont pas utilisées en aromathérapie.

À savoir

Ces eaux distillées aromatisées de tête de distillation partiront vers les laboratoires pour être transformées en produits de beauté, ou encore en boissons aromatisées.

L'extraction par expression mécanique est utilisée pour les citrus. Les fruits, simplement les écorces, sont fortement pressés. La pulpe est extraite, puis le zeste est humecté et pressé. On recueille l'eau et l'essence qui seront séparées par différence de densité, à la suite d'une décantation à froid.

Si toutes les plantes peuvent se distiller, elles ne génèrent pas toutes une huile essentielle : seules les plantes à forte teneur en principes aromatiques donneront des huiles essentielles, soit toutes les plantes aromatiques culinaires et certaines fleurs odorantes. L'hydrolat – eau qui a servi à la distillation – peut être utilisé même lorsqu'il n'y a pas de production d'huile essentielle, comme pour les hydrolats de champignon, de buis, de gui, de tilleul, de bleuet ou d'achillée millefeuille...

Cela ne date pas d'hier...

Les usages internes et externes des huiles d'herbes aromatiques figurent dans certains traitements du XVIᵉ siècle et des époques antérieures, tels qu'ils nous sont aujourd'hui familiers en aromathérapie. Les huiles essentielles sont alors considérées comme le « pur esprit » de la plante, et gagnent en efficacité sur le corps physique par l'intermédiaire de la pensée et des émotions. On utilisait aussi bien la rosée des herbes (ancêtre des fleurs de Bach et élixirs floraux) que des méthodes spéciales de respiration ou de gymnastique. De même, la musique était jugée particulièrement bénéfique : alto, ténor, basse, soprano placés en parallèle avec les quatre humeurs. On insistait sur l'importance d'une médecine préventive, spécialement pour tout ce qui concernait les régimes alimentaires, suivant le bon vieux principe d'Hippocrate : « Que la nourriture soit votre médecine. » Peu à peu, la médecine et la botanique évoluent, cependant que diminue le pouvoir de l'Église sur les médecins, pour donner naissance à la médecine moderne.

Cependant, si l'on veut trouver les réelles prémices de la médecine naturopathique d'aujourd'hui (médecine de l'« homme total »), il nous faudrait remonter jusqu'à cinquante siècles en arrière et se replonger dans l'époque sumérienne. À Sumer, les chirurgiens, les herboristes, les naturopathes et les prêtres étaient de savants médecins qui soignaient l'âme pour guérir le corps. Ils considéraient que l'enténèbrement (le mot maladie n'existait pas encore...) est une « crise curative » préparant la renaissance de l'esprit (mentionné sur des tablettes découvertes dans les ruines de Nippur). D'après le rapport d'une éminente sumérologue, la médecine était sacrée à Sumer. Les naturopathes et les praticiens de médecines douces d'aujourd'hui ont de glorieux prédécesseurs : savants travaillant l'astrologie, la phytothérapie, l'anatomie, la pharmacopée, l'hépatoscopie, et des sciences secrètes permettant d'interpréter les rêves, les couleurs ou les taches d'huile sur l'eau. Comme partie intégrante de la naturopathie ou des médecines naturelles, l'aromathérapie n'en est plus à ses balbutiements !

La santé, ambassadrice de beauté

Le propos de l'aromathérapie, comme du reste celui de l'ensemble des médecines naturelles, est de renforcer les immunités naturelles, de redonner de la vitalité à l'organisme et de réveiller le médecin qui est en chacun de nous. C'est « une médecine de bien-portants qui veulent le rester ». En effet, avant d'être curative, l'aromathérapie est une médecine préventive. Notre rythme de vie moderne tend à nous éloigner de la nature et de ses bienfaits : réapprendre à vivre sainement devient indispensable et, sur cette base équilibrée, l'aromathérapie donne la pleine mesure de son efficacité. Serions-nous si distraits pour manquer ce rendez-vous avec notre santé et notre bien-être ?

> *« Le microbe n'est rien, le terrain est tout. »*
>
> Claude Bernard

Étymologiquement, le mot aromathérapie signifie le traitement des maladies (thérapies) par les arômes (essences ou huiles essentielles de plantes aromatiques). L'aromathérapie est une des techniques de médecine naturelle, alternative ou holistique. Autant préventive que curative, elle soigne, redressant et rééquilibrant, avant tout, le terrain.

Qualité des huiles essentielles

Depuis le xixᵉ siècle, grâce aux progrès de l'industrie de la parfumerie en pleine expansion, la mise au point des analyses chromatographiques a apporté des éléments nouveaux aux fabricants-distillateurs. Actuellement, pour s'assurer de la qualité d'une huile essentielle, il est possible de recourir à différents tests : mesures physico-chimiques, caractéristiques organoleptiques, analyse bioélectronique, chromatographie en phase gazeuse ou liquide, chromatographie capillaire, moléculaire (RMN), spectographie de masse, analyses en couche, radiesthésie. Ces analyses permettent de déceler des falsifications, tout comme un « nez » peut également le faire d'une manière empirique. Sur simple demande à votre fournisseur, un grand nombre de ces caractères peuvent vous être fournis, moyennant une participation, le coût de certaines analyses étant élevé. Sans entrer plus avant dans des détails relevant plus du travail d'un biologiste, il est important de rechercher des huiles essentielles de bonne qualité, provenant de plantes de culture biologique chaque fois que possible ou de plantes sauvages, non coupées, non « saucées », que j'appelle « les huiles essentielles sortant de l'alambic ». On trouve actuellement la plupart des huiles essentielles en culture biologique, certifiées par un label garantissant son « traitement » biologique. Vous ne pourrez les trouver qu'en pharmacies spécialisées, en magasins de diététique de bonne réputation ou, mieux encore, directement chez les distillateurs bio et par Internet. Les essences trouvées dans les boutiques de cadeaux, de gadgets, d'objets exotiques, ou aux étals sur les marchés ne peuvent, en aucun cas, être utilisées en aromathérapie. Synthétiques, elles sont destinées aux parfums, pots-pourris, ou simples senteurs fabriquées pour la grande distribution. Elles sont souvent vendues dans des flacons transparents, sans nom latin, sans label et sous des noms tels que : « essence de... », « arôme de... », « extrait de... », ou simplement un nom générique sans autre forme de procès (exemple lavande ou chèvrefeuille). Celui qui vend une essence de synthèse ne s'empressera guère de vous fournir des preuves de qualité qu'il ne saurait faire prévaloir. En revanche, celui qui vend une huile essentielle authentique peut vous donner ses indications précises et des garanties sérieuses sur l'origine et la qualité de cette huile essentielle.

Conservation

L'huile essentielle se conserve parfaitement bien quelques années à l'abri de la chaleur et de la lumière. On a retrouvé des essences dans des doubles jarres en terre cuite dans les pyramides d'Égypte. Des flacons de verre teinté sont nécessaires à la bonne conservation des huiles essentielles. Si après un ou deux ans, on n'utilise plus les huiles essentielles en traitement interne, elles peuvent sans inconvénient alimenter les diffuseurs d'arômes. Portons une attention particulière aux huiles essentielles d'agrumes qui s'oxydent plus rapidement que les huiles essentielles de plantes aromatiques...

Pourquoi le bio ?

Culture respectueuse de la vie, la culture biologique n'utilise aucun engrais chimique, ni insecticide ou parasiticide d'aucune sorte. Seuls les amendements marins, végétaux – parmi lesquels les engrais verts faits de luzerne, de pourpier et de fenugrec – ou minéraux, sont autorisés. Du reste les huiles essentielles sont parfois utilisées dans la culture biologique : ainsi l'huile essentielle d'ail est un antiparasitaire à raison de 1 goutte pour 100 litres d'eau d'arrosage, et l'hydrosol de tanaisie en pulvérisation vient à bout des cicadelles.

Des organismes définissent des cahiers des charges très stricts : leur respect donne droit à l'obtention d'un label contrôlé par les organismes certificateurs Écocert et Qualité France en ce qui concerne les cosmétiques bio en France. La certification AB, produits issus de l'agriculture biologique, concerne le domaine alimentaire en Europe. Les avantages de la culture biologique sont évidents et nombreux : cesser de polluer la terre, bannir les résidus chimiques des fruits, des légumes, des plantes et des arbres, éviter de polluer les nappes phréatiques tout en maintenant naturellement l'équilibre des sols afin que les enfants à venir puissent toujours consommer une fraise au goût inimitable de... fraise, ou un pain de céréales digne de ce nom. En plus du respect des goûts authentiques et du privilège de nous proposer des produits de qualité, l'agriculture biologique contribue à l'épanouissement de notre santé (l'Institut national du cancer créé par Jacques Chirac venant d'annoncer que l'alimentation était la cause de 38 % des décès par cancer en France, la plaçant au premier rang devant le tabac, tandis que le professeur Henri Joyeux, éminent cancérologue, répète qu'il faut manger bio pour éviter les cancers). Connaissons-nous vraiment les interactions et les inconvénients de tous les produits chimiques d'une alimentation standardisée dont nous assomme la grande distribution ? Quelques derniers exemples retentissants concernant la viande et le poisson nous amènent à réfléchir et ont, de plus, favorisé la sensibilisation d'une grande partie des consommateurs aux indéniables vertus d'une agriculture biologique.

■ **Haro sur les produits chimiques !**

Savez-vous que la moyenne nationale par personne et par an en Europe est de 4,8 kg de produits chimiques ingérés ? Comment est-ce possible ? Pesticides et engrais pour les cultures et alimentation animale, conservateurs, agents de texture, colorants alimentaires, modificateurs de goût, médicaments, produits de beauté, etc. Savez-vous que les scientifiques américains avouent que la cause première des cancers du sein chez la femme serait l'utilisation intempestive de déodorants corporels ?

La culture en biodynamie est une culture biologique qui tient compte également de l'astrologie et des cycles lunaires pour les plantations et les cueillettes, selon les principes de l'école Rudolf Steiner du Goetheanum (Suisse). Son label se nomme Demeter. En résumé, choisissons uniquement des huiles essentielles bio et certifiées.

Les propriétés des huiles essentielles

Les huiles essentielles sont toutes antiseptiques (antimicrobiennes et anti-infectieuses), désintoxicantes (solvantes, défloculantes et émonctorielles), revitalisantes (supports d'énergie vitale et régulatrices du système nerveux et des glandes hormonales) et électives (intelligentes, aimantées par l'organe déficient ou la fonction affaiblie à un moment donné). De plus, elles ont chacune des propriétés spécifiques : calmante, antidouleur, tonique, circulatoire, antifatigue, respiratoire, digestive, régénératrice de la peau, amincissante, carminative, émolliente, adoucissante, rafraîchissante ou encore réchauffante. Les mélanges d'huiles essentielles en synergie augmentent leurs bienfaits par rapport à une indication précise. Les huiles essentielles ne sont pas des huiles grasses, leurs composants volatils ne tachent pas le papier. Leur extrême diffusibilité, la subtilité de leurs actions, leur rapidité et leur puissance d'effet, l'étendue du champ thérapeutique contrôlé et, surtout, leurs actions énergétiques, électromagnétiques et vibratoires sont autant de paramètres actifs et étonnants qui appartiennent tous aux huiles essentielles d'extrême qualité.

© Eyrolles Pratique

Il n'existe pas d'accoutumance à leur emploi, elles gardent toujours les mêmes effets, les résultats demeurent constants, et ne s'amenuisent pas avec le temps, sauf pour les huiles essentielles d'agrumes que l'on choisira par sécurité de distillation récente, de douze à dix-huit mois.

Super-action

Concentrés de principes actifs, les huiles essentielles permettent, en thérapie, des actions multiples et rapides.

Les concentrés de plantes en jus, alcoolatures et infusions n'ont pas la puissance d'action des huiles essentielles. Les propriétés d'une plante, en infusion, décoction, en poudre ou en concentrat, en extrait sec, en macération alcoolique ou huileuse, ne sont pas forcément les mêmes que celles des huiles essentielles des plantes correspondantes. Le citron en est un bon exemple : le jus, l'alcoolature, la poudre sèche et l'huile essentielle donnent quatre produits aux propriétés différentes. La variété de la plante et la partie distillée donnent également des princi-pes aromatiques, avec des propriétés peut-être voisines, mais pas identiques : par exemple, la plante de géranium Robert (qu'on ne distille plus depuis cinquante ans) aurait des propriétés antidiabétiques notoi-res, l'huile essentielle de géranium Bourbon ou Rosat ne les possède pas. Quant à la rapidité d'action des huiles essentielles, trois à six semaines suffisent en général pour rétablir un terrain déséquilibré dans les affections relevant d'un traitement aromatique.

Électivité

Phénomène unique dans le domaine de la thérapie naturelle : appliquée sur un endroit du corps, une huile essentielle est attirée par la partie du corps, l'organe momentanément déficient ou la fonction affaiblie ! Cette capacité exceptionnelle d'être comme « aimantée » est une propriété spécifique à l'huile essentielle.

Puissance

Les huiles essentielles ne sont pas une panacée, mais dans 90 % des cas, dans les cinq à dix premiers jours du traitement, elles permettent une amélioration notable en augmentant l'énergie vitale ; dans tous les cas, le traitement sera complété par une hygiène de vie saine, selon les principes de la naturopathie fondamentale.

Action physico-chimique

On note d'étonnants résultats sur toutes les maladies traitées par les huiles essentielles lorsque le pH sanguin du patient est alcalin, le Rh2 correspond à une solution oxydante, et la résistivité est faible.

Action sur l'énergie vitale

Par induction (comme dans un système électrique), l'action « vibratoire » de chaque huile essentielle relance les vibrations internes, revitalise (comme les bousculant) l'ensemble des cellules constituant le corps humain, soit les soixante milliards de petits « moteurs électriques » cellulaires, quel que soit le mode d'absorption (respiration, friction ou traitement interne). L'aromathérapie se situe aux premières places des médecines dites de « terrain » puisqu'elle agit directement en augmentant la force vitale, permettant ainsi le renforcement des immunités naturelles et la possibilité d'autoguérison.

Action sur le corps énergétique

Effluves subtils, éthériques et volatils, les huiles essentielles sont en accord parfait, par analogie, avec les corps subtils et éthériques. Elles peuvent prévenir la manifestation d'une pertubation d'origine énergétique, stopper son évolution et/ou sa transformation en maladie physique. Avant même d'obtenir des résultats bienfaisants sur le corps physique, l'huile essentielle agit positivement sur les corps énergétiques. Ces mesures se font avec un appareil à effet Kirlian, un appareil de mesure de l'aura, ou encore une règle de Kras.

© Eyrolles Pratique

Synergie

La synergie est l'association de plusieurs facteurs dont l'action coordonnée concourt à un même but. Le potentiel thérapeutique de tout produit est renforcé par la synergie. Celle-ci est la source de propriétés supplémentaires auxquelles la simple addition de plusieurs éléments ne peut prétendre. Les huiles essentielles utilisées en synergie créent donc un nouveau produit aux propriétés différentes, voire décuplées, et pour lequel les possibilités thérapeutiques s'avèrent meilleures, plus sélectives et plus efficaces. Pour nous résumer, la synergie équivaudrait à établir qu'un plus un font trois.

Effet de Plateau

Il faut insister sur l'importance de doses faibles, de cures courtes, et des huiles essentielles différentes lors d'un même traitement. Les huiles essentielles combattent rapidement le mal et, dans le même temps, elles modifient le terrain. L'effet de Plateau (du nom de la personne l'ayant mis en évidence) est la réponse physiologique à une médication donnée avec des doses précises qui apporteront des résultats proportionnels jusqu'à un seuil défini. Lorsque la dose prescrite est dépassée ou que le traitement est trop prolongé, les résultats jusqu'alors proportionnels peuvent s'inverser (l'huile essentielle de marjolaine est calmante, mais, à forte dose, elle devient épileptisante) : l'effet obtenu peut même être à l'opposé de celui recherché.

Dans tous mes ouvrages d'aromathérapie, je préviens des graves dangers d'une utilisation « à l'aveuglette » des huiles essentielles et des effets nocifs de doses trop importantes. Il faut respecter les doses conseillées pour les indications des cas pathologiques donnés ou les indications préventives conseillées. En résumé, des doses faibles pendant des cures courtes avec un changement et un ajustement judicieux des huiles essentielles au cours du traitement donnent toujours de bons résultats thérapeutiques. Pour nos amis les chats, les chiens et les chevaux, on utilise les huiles essentielles et les hydrosols. Leurs effets sont identiques pour eux et pour nous, seules les doses changent suivant le poids de l'animal. C'est l'aromathérapie vétérinaire.

Comment bénéficier des propriétés des huiles essentielles ?

L'aromathérapie a divers champs d'action.

► Respirer : au moyen de diffuseurs d'arômes.

► Frictionner : utiliser les synergies prévues à cet effet ou préparer soi-même ses frictions.

► Boire : préparer une boisson, laper quelques gouttes et ajouter dans la cuisine.

► Ajouter : dans les inhalations, fumigations, bains, huiles, et généralement tous produits de beauté, etc.

Dans l'alimentation quotidienne

► En assaisonnement dans les salades, les sauces, graines...

► En boissons chaudes ou froides.

► En cure de boisson hygiénique : les boissons santé.

► En traitement : cocktails, grogs aromatiques, usage interne...

Dans les soins de beauté-santé

► Huiles aromatiques pour le corps.

► Sérums et élixirs de beauté.

► Toniques, lotions visage et cheveux, brûlures...

► Fumigations et vaporisations pour les nettoyages de peau.

► Compositions régénératrices antirides.

► Huiles revitalisantes, cicatrisantes, calmantes...

► Onguents, crèmes et huiles de massage...

► Gommages et masques.

► Parfums et eaux de toilette « maison ».

En traitement

Pour encore plus de précisions, recettes, indications thérapeutiques et modes d'emploi précis, je vous conseille de vous reporter aux ouvrages *Aromathérapie des huiles essentielles pour votre santé* et *L'aromathérapie* aux éditions Eyrolles.

Hydrosols

L'huile essentielle est le produit noble, ou premier, de la distillation d'une plante aromatique. Une plante est dite aromatique lorsqu'elle contient des principes aromatiques. Si la distillation de toutes les plantes ne donne pas d'huile essentielle, elle peut cependant permettre de recueillir une eau florale, encore appelée hydrolat, ou hydrosol. L'hydrosol est « mon » appellation pour désigner cet hydrolat ou eau florale provenant d'une distillation faite à l'eau de source, dont on conservera uniquement les précieux 20 premiers litres. Lors d'une distillation, l'eau chauffée passe à travers la plante, la vapeur s'imprégnant de ses principes aromatiques avant d'être, par la suite, refroidie.

Il est possible de conserver l'hydrosol de toutes les plantes, même non aromatiques – par exemple le chêne, le hêtre, le fenugrec, le gui, le buis, le plantain, la fougère, etc. Le principe aromatique d'une plante provient de petits « sacs à arôme » que la distillation permettra de faire « exploser ». La vapeur les entraîne dans l'eau de distillation ; par différence de densité dans l'essencier, l'huile essentielle se séparera de l'eau florale. Ces « sacs à arôme » peuvent également être ouverts par un procédé mécanique pour les agrumes – zestes de citron, d'orange, de bergamote, de mandarine, de pamplemousse.

L'hydrosol est le complément idéal de l'huile essentielle. S'il ne retient qu'en partie infime les principes aromatiques en suspension, il en conserve cependant les bénéfiques vertus thérapeutiques. L'« hydrosolthérapie » est donc, en quelque sorte, une homéopathie de l'aromathérapie. Utilisé de manière courante en boissons et en produits de soins, il est parfaitement recommandé pour les bébés, les enfants, et les personnes sensibles. Particulièrement conseillé en soins de la peau, il est à la base de nombreux toniques et cosmétiques...

Conservation

Fragile, l'hydrosol ne se conserve qu'entre trois et dix-huit mois. Passé ce délai, un dépôt semblable à des poussières en suspension (pin) ou une « mère de vinaigre » (sauge, cèdre) peut apparaître. On prendra soin dans ce cas de le filtrer. De même une fermentation peut se créer, provenant d'une conservation inadéquate (chaleur, lumière), le rendant dès lors inutilisable. L'hydrosol se conservera mieux dans des flacons de verre teinté, à l'abri de la lumière et de la chaleur.

Emploi

De même que l'aromathérapie, l'hydrosolthérapie a son champ d'action dans l'alimentation quotidienne : en assaisonnement (salades, sauces, céréales) ; en boissons chaudes ou froides ; en cure de boisson hygiénique : boissons « santé » (cocktails, grogs...). Ou dans les soins de beauté-santé : toniques, fumigations, compositions antirides, huiles revitalisantes, cicatrisantes, calmantes..., onguents, huiles et crèmes de massage.

■ Cures d'hydrosols

▶ Sauge, armoise : perturbation du cycle menstruel, bouffées de chaleur, cellulite, amincissement, et généralement tout problème circulatoire.

▶ Genièvre, sureau : amincissement, rétention d'eau, arthrose, arthrite, rhumatismes, et généralement toutes les douleurs...

▶ Thym, romarin, sarriette, géranium : problèmes de peau, acné, fatigue...

Comment faire une cure d'hydrosols ?

3 à 5 cuillères à soupe d'hydrosol dans l'eau de boisson chaque jour, en cure de trois semaines. Changer d'hydrosol toutes les trois semaines. Les hydrosols sont plus pratiques que les infusions, chacun pouvant aisément les préparer au bureau, comme dans une voiture...

Je vous invite à vous reporter aux pages de chaque plante dans la troisième partie de l'ouvrage pour connaître les spécificités de chaque hydrosol.

Destinée à un usage culinaire, thérapeutique et/ou esthétique, l'utilisation régulière des hydrosols en boisson de santé est un concept que j'ai commencé à développer il y a trente ans. Si leurs propriétés touchent, dans un premier temps, la sphère physique et physiologique avec d'évidentes applications dans le domaine « beauté esthétique », il n'est pas à dédaigner qu'ils puissent avoir des résultats probants dans la sphère émotionnelle. Au Canada, Susan Cathy, une de mes anciennes stagiaires aromathérapeutes, rapprocherait les hydrosols des élixirs floraux et leur attribue des propriétés douces touchant la sphère émotionnelle. Correcteurs d'énergie perturbée, nettoyeurs énergétiques, ils s'apparenteraient par leurs propriétés à celles, subtiles, des fleurs de Bach. À propos des hydrosols, je ne doute pas que de prochaines découvertes prouveront leurs interférences et leurs grandes synergies. De nombreux magnétiseurs et énergéticiens ont déjà noté les résultats parfois étonnants des cures d'hydrosols : l'hydrosol de fenouil stoppant les cystites en quelques heures, l'hydrosol de sauge calmant les gingivites quasi instantanément... et combien nombreux les adeptes de l'hydrosol de sauge pour atténuer les bouffées de chaleur et/ou encore du remarquable hydrosol de genièvre qui fait dégonfler, soulage les douleurs, réduit la constipation en permettant de perdre du volume, etc.

■ Quelques conseils d'utilisation

Lotion pour le visage

▶ Peaux sèches : lavande, romarin et thym ou églantier et camomille ou mélisse.

▶ Peaux ridées : romarin, sauge et lavande ou aquaderma ou églantier et lavande ou géranium.

▶ Peaux acnéiques : cèdre, thym et lavande ou cèdre seul.

▶ Tous types de peaux (régénérateur, tonique) : lavande, thym, romarin, sauge, églantier, cèdre, camomille.

▶ Peaux irritées : lavande et camomille.

▶ Après-rasage : hydrosol romarin et lavande.

Lotion pour les cheveux

- Assouplit, rend soyeux : thym, églantier.
- Pour la repousse : cèdre, thym, sauge, lavande.
- Cheveux blonds : camomille ou camomille et thym.

Lotion pour le bain (2 cuillères à soupe par bain)

- Bain d'enfant calmant : lavande, camomille.
- Bain tonique : thym, romarin, origan, sarriette.
- Bain bonheur : verveine, églantier, géranium.

Lotion pour les yeux (en compresse)

- Adoucissant : eau de bleuet.
- Décongestionnant : camomille ou sureau.

Divers

- Lotion jambes lourdes : hydrosol menthe ou sauge et menthe ou géranium.
- Lotion dermatoses, cicatrices : cèdre ou églantier et lavande ou géranium.
- Lotion après soleil : menthe et lavande.
- Boissons (journalières, 3 à 5 cuillères à soupe dans 1,5 litre d'eau par jour) : sauge, menthe, origan, sarriette, thym, eucalyptus, genévrier, armoise, sureau, géranuim, mélisse, sapin, romarin, verveine...
- Infusions instantanées (1 cuillère à café par tasse d'eau chaude non bouillante) : menthe, sauge, romarin, origan, sarriette, thym, verveine...
- Sirops sans sucre (2 à 5 cuillères à soupe par litre d'eau, fructose ou miel facultatif) : menthe, verveine, églantine, origan, sariette...

■ Les hydrosols complémentaires

- Basilic : digestif, tonique du système nerveux, boisson.
- Bleuet : lotion et compresse adoucissante pour les yeux.
- Carotte : utilisé principalement en lotion tonique pour le visage, s'associe parfaitement aux hydrosols de lavande, sauge et romarin.

© Eyrolles Pratique

- Estragon : antispasmodique digestif.
- Eucalyptus : respiratoire, décongestionnant, boisson.
- Fenouil : réduit les cystites, boisson.
- Hysope : aseptisant des bronches, boisson.
- Inule aunée : adoucissant respiratoire, boisson.
- Origan : aseptisant et tonique, boisson.
- Sapin : adoucissant des bronches, boisson.
- Sarriette : tonique et dynamisant, aseptisant, boisson.

Frictions aromatiques d'huiles essentielles

Une friction d'huile essentielle harmonise, rééquilibre, tonifie, décontracte et rassure ; elle est notre protection comme le parfum de la fleur est l'enveloppe qui la protège. La friction d'huiles essentielles apporte une énergie nouvelle nécessaire à notre organisme exposé aux agressions extérieures. Vous aurez plaisir à les apprécier, matin et soir, en friction sur le plexus solaire, la nuque, la colonne vertébrale et la plante des pieds.

Pourquoi utiliser les huiles essentielles en friction ?

Nous savons qu'à la suite d'une application d'huiles essentielles sur la peau, dans un délai d'environ quatre heures, les huiles essentielles sont dans le sang et dans la lymphe.

D'autre part, la propriété exceptionnelle d'électivité que possèdent les huiles essentielles offre l'avantage suivant : en friction, sur un point quelconque du corps, elles seront attirées immanquablement vers l'organe faible ou la fonction perturbée. Nous parlerons des « frictions de beauté », celles que chacun devrait appliquer afin d'augmenter son potentiel vital, favoriser l'éveil du corps le matin, la détente et le sommeil réparateur le soir.

Quand faire les frictions ?

- ▶ Matin, de 6 heures à midi : les toniques.
- ▶ Soir, de 18 heures à minuit : les décontractantes.
- ▶ 17 heures et avant le coucher : les aphrodisiaques.
- ▶ Après les trois repas : les digestives.
- ▶ Matin et soir : les respiratoires, les amincissantes, les antidouleur, les circulatoires, les frictions spéciales pieds et peau.

Comment faire les frictions ?

Poser 20 gouttes dans le creux de la main et appliquer sur les parties à traiter et le plexus solaire.

- ▶ Sur l'ensemble du corps : le thorax, la nuque, la colonne vertébrale, les bras, les jambes, la plante des pieds et le plexus solaire.
- ▶ Aphrodisiaques, respiratoires : sur la poitrine, le dos et le plexus solaire.
- ▶ Digestives : sur le ventre et le plexus solaire.
- ▶ Antidouleur : sur la partie douloureuse et le plexus solaire.
- ▶ Circulatoires : sur la plante des pieds, les mollets, les cuisses et les fessiers en remontant jusqu'aux hanches.
- ▶ Pieds : sur les pieds et chevilles.
- ▶ Cheveux : sur le cuir chevelu uniquement.
- ▶ Visage : sur le visage et le cou.

▦ Combien de gouttes ?

- ▶ Frictions pour le corps : 20 gouttes.
- ▶ Frictions pour le ventre : 15 à 20 gouttes.
- ▶ Frictions contre les douleurs : 10 à 20 gouttes.
- ▶ Frictions pour les jambes : 20 gouttes.
- ▶ Frictions pour les pieds : 10 gouttes.
- ▶ Frictions pour les cheveux : 50 à 100 gouttes.
- ▶ Frictions pour le visage : 5 à 7 gouttes.
- ▶ Frictions pour la poitrine et le dos : 20 gouttes.

© Eyrolles Pratique

Pour les enfants et les peaux très fragiles

Les doses de frictions seront toujours divisées par deux et les frictions diluées dans une cuillère à café d'huile de germes de blé, d'amandes douces, de sésame, d'olive ou autre.

Attention : jamais de frictions non diluées sur les bébés de moins de 6 mois, et sans avis médical, à l'exception de l'huile essentielle de lavande, calmante, aseptisante et cicatrisante !

Précautions

Peuvent s'utiliser seules et non diluées les huiles essentielles suivantes : bois de rose, cajeput, camomille, cèdre, citron, cyprès, eucalyptus, gaulthérie, genièvre, géranium, lavande, marjolaine, myrrhe, niaouli, oranger, petit grain, pin, romarin, santal, sapin.

Huiles essentielles à diluer obligatoirement (appliquées directement sur la peau, elles peuvent brûler, refroidir ou provoquer des irritations ou rougeurs !) : anis vert, basilic, bergamote, cannelle, coriandre, estragon, gingembre, girofle, lemongrass, menthe, muscade, néroli, origan, rose, sarriette, sassafras, sauge, térébenthine, thuya, thym, verveine.

C'est la raison pour laquelle l'utilisateur devra suivre des indications très précises d'un aromathérapeute ou d'un bon livre ou encore se procurer les frictions prêtes à l'emploi. Les compositions sont données tout au long de ce livre.

▨ Comment les diluer ?

Dans une huile essentielle de lavande, qui adoucit toujours le mélange, ou dans une bonne huile végétale bio de base.

Mes frictions aromatiques d'huiles essentielles

À l'origine, le parfum égyptien est un baume, un onguent, à base de fleurs, de plantes préparées par le prêtre, le médecin, l'oracle, pour la santé du corps et de l'esprit. Il s'utilise le matin ou le soir pour développer les facultés physiques ou mentales, l'amour, la confiance, la créativité ou la communication. Comme douze lunes, douze mois, douze signes du zodiaque, douze apôtres... douze petits problèmes de la vie de tous les jours.

Élaborées depuis plus de trente ans, mes frictions correspondent aux douze fonctions métaboliques de notre merveilleux corps humain.

Matin, midi et soir, en cure de trois semaines ou plus : 20 gouttes sur la main, appliquer sur le plexus solaire, la nuque, la base de la colonne vertébrale et la plante des pieds et boire 1 goutte deux à cinq fois par jour : poser sur la main et laper ! Associer en parallèle une cure d'hydrosol pour plus de résultats (draineurs).

Protection, harmonie, vitalité, régénération. Mes douze frictions emmagasinent et restituent les éléments vitaux de la nature, une énergie utile et nécessaire à notre bien-être.

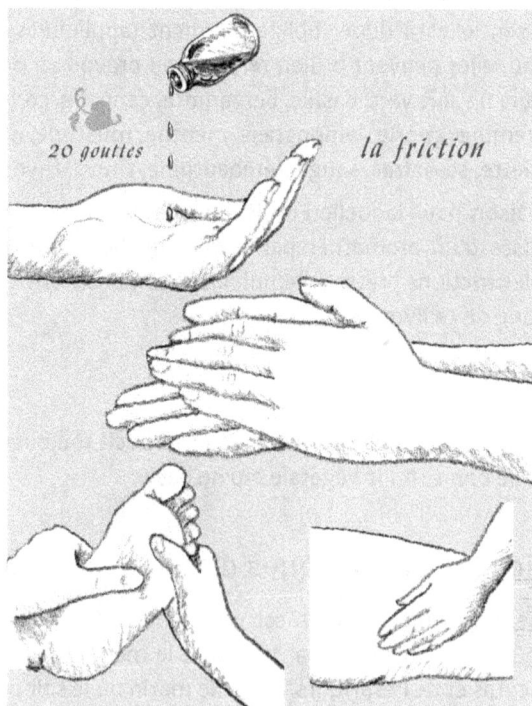

20 gouttes   la friction

Compositions vie arôme[1] de mes douze frictions

aph action : dynamisant des corticosurrénales, idéal pour fatigue, mémoire, motivation sexuelle, stress de l'homme d'affaires... 10 ml d'huile essentielle de romarin, 10 ml de pin sylvestre, 5 ml de lavandin, 3 ml de sarriette, 5 ml de coriandre, 1 ml de girofle, 1 ml de cannelle.

ner détente : facilite le sommeil réparateur, relaxant, diminue les angoisses et anxiétés : 10 ml de marjolaine, 5 ml basilic, 10 ml lavande, 5 ml petit grain, 1 ml néroli.

res respiratoire : renforce les immunités naturelles, prévention des problèmes de l'hiver, décongestionne et aseptise : 10 ml eucalyptus, 10 ml pin sylvestre, 5 ml lavandin, 5 ml sapin, 1 ml thym, 1 ml écorce de cannelle.

rhu souplesse : soulage les raideurs, aide à l'élimination rénale, complément intéressant dans les cures d'amincissement : 10 ml genévrier, 5 ml térébenthine, 10 ml pin, 1 ml santal, 4 ml bouleau.

vit vitalité et tonus : idéale le matin, augmente punch et dynamisme pour les sportifs et les étudiants : 10 ml romarin, 2 ml sarriette, 5 ml lavande ou lanvandin, 5 ml pin, 5 ml coriandre, 3 ml muscade.

cel silhouette : tonicité profonde et périphérique, désinfiltration des parties molles, rafraîchit les jambes lourdes, accompagne les traitements pré et ménopause, régulateur du cycle menstruel : 5 ml lavandin, 5 ml sauge (officinale, lavandifolia ou sclarée), 5 ml cyprès, 5 ml romarin, 1 ml menthe, 4 ml bouleau, 5 ml genièvre.

dig digestion : toutes digestions, remarquable composition contre toutes dyspepsies et ballonnements, remède « miracle » de l'aérophagie... : 10 ml carvi, 1 ml cumin, 5 ml coriandre, 10 ml muscade, 5 ml lavande ou lavandin.

har harmonie : facilite le calme intérieur, recentre physique, mental et esprit, aide pour méditation, yoga et retour sur soi, la composition préférée des thérapeutes : 10 ml camomille, 5 ml santal, 10 ml bois de rose ou pin sylvestre, 1 ml rose, 1 ml véritable verveine.

min mincir : détoxication de l'organisme, foie et vésicule biliaire, contrôle du poids, aide à l'élimination et à l'amincissement : 10 ml citron, 10 ml géranium (bourbon et rosat), 5 ml genévrier, 5 ml bouleau, 5 ml eucalyptus.

106 : renforce tous cheveux et cuir chevelu, stimule le bulbe pileux : 10 ml lavande, 10 ml sauge (officinale, lavandifolia ou sclarée), 10 ml cèdre, 2 ml ylang-ylang, 3 ml thym doux.

107 : puissant régénérateur tissulaire, coup d'éclat, super-action « antirides » : 10 ml bois de rose, 10 ml géranium, 10 ml lavandin, 2 ml cèdre, 2 ml santal de Mysore, 1 ml rose.

1. www.viearome.com

109 sang neuf : bonne circulation périphérique, transpiration excessive, défatigant, rafraîchissant, s'utilise simultanément avec la friction cel : 5 ml lavandin, 10 ml sauge (officinale, lavandifolia ou sclarée), 5 ml romarin, 2 ml menthe, 5 ml cyprès.

Compositions biossentiel[1] de mes frictions d'huiles essentielles en synergie aromatique

str antistress : apaise et calme les effets du stress, angoisses et anxiété, super-« alicament » du système nerveux. Huiles essentielles de marjolaine 10 ml, basilic 10 ml, petit grain 5 ml, néroli 1 ml, verveine odorante 1 ml, rose 3 gouttes...

hem hémorroïdes : réduit et soulage localement les hémorroïdes, 5 à 10 gouttes plusieurs fois par jour localement. Huiles essentielles de lavandes 10 ml, géranium 10 ml, cyprès vert 10 ml, verveine odorante 1 ml, rose 3 gouttes...

mig maux de tête, migraines : soulage et apaise migraines, maux de tête, échauffement... 5 à 10 gouttes sur les tempes et la nuque, à répéter autant que nécessaire. Huiles essentielles de lavandes 10 ml, menthe douce et poivrée 2 ml de chacune, cyprès vert 10 ml, verveine odorante 1 ml, rose 3 gouttes.

Friction ettore, for men : puissant régénérateur tissulaire anti-âge, antirides, excellente action « coup d'éclat » durable. 5 à 7 gouttes en tapotant le visage matin et soir pendant au moins cinq ou six semaines : huiles essentielles de bois de rose 5 ml, lavandin 5 ml, cèdre 3 ml, géranium rosat 4 ml et géraniun Bourbon 1 ml, santal 3 ml, rose de Bulgarie 1 ml, verveine odorante de Provence 1 ml...

1. www.biossentiel.com

© Eyrolles Pratique

Chapitre 2

Mes dix règles d'or du bien vivre

Ces dix règles d'or du bien vivre sont simples, claires, et à pratiquer chaque jour comme des exercices jusqu'à ce qu'elles deviennent des automatismes. Elles sont le point de départ pour une nouvelle hygiène de vie avec, en conséquence, santé, beauté, joie, bien-être, réussite, amour et bonheur ! C'est avec la mise en pratique quotidienne de choses simples que nous sommes capables de transformer, de corriger, d'améliorer notre vie et, par là même, celle de ceux qui nous accompagnent.

Le simple fait de les utiliser réduit de 70 à 80 % nos petits maux, redonne une énergie nouvelle du matin, élimine une grande partie des stress, favorise l'entrain et la joie de vivre, augmente les performances physiques, mentales, sexuelles et spirituelles, car tout est lié ! Le chemin vers « la santé au naturel » commence par une connaissance de soi, et quelques exercices pratiques quotidiens pour être responsable de sa santé. Les dix règles d'or du bien vivre, c'est une clé qui nous est offerte, pour notre santé, notre beauté, notre joie de vivre !

Donc, comme toujours, au début de ce manuel d'aromathérapie esthétique, je vais répéter mes dix règles d'or du bien vivre, parce qu'elles forment le socle sérieux et solide à partir duquel on peut arrimer de nouvelles habitudes pour améliorer aussi bien sa vitalité, son dynamisme que son état d'esprit. L'état d'esprit est, peut-être, le plus difficilement amendable : en s'alimentant correctement (d'air, d'eau, de nourriture, de compléments nutritionnels et de produits de beauté naturels dont nous parlerons tout au long de ce livre), notre métabolisme s'équilibre et nos pensées ne tardent pas à s'éclaircir et à illuminer notre apparence. Nous reprenons tout simplement goût à nous-mêmes, au monde, au chemin qu'est notre vie, ici et maintenant, confiants dans notre avenir. Comment pourrions-nous espérer embellir sans croire en nous ? Sans nous aimer ? Sans avoir confiance en soi, en ses attaches au divin ? Le corps et l'esprit sont inséparablement liés, et si nuire à l'un endommage l'autre, prendre soin du premier ne sera pas sans fortifier sensiblement le second.

« La peau est le miroir de notre santé », disait ce bon vieux docteur Ribollet au début du XXe siècle. Belle ? Un rayonnement qui vient du cœur, un éclat de l'esprit, une apparence saine, vive et fraîche, reflet d'une bonne santé physiologique.

La respiration

Nous pouvons cesser de manger pendant trois semaines, cesser de boire pendant trois jours, mais pas cesser de respirer pendant trois minutes. La respiration profonde augmente le volume pulmonaire, développe la cage thoracique, augmente l'oxygénation cellulaire, draine les toxines, nettoie le sang et la lymphe, stimule la cellule nerveuse, fortifie le cœur et... rend plus intelligent !

Matin et soir, devant une fenêtre ouverte, pratiquez trois minutes de respiration consciente : inspirez lentement par le nez, en gonflant d'abord le ventre, puis le thorax, faites remonter l'air dans le haut des poumons (quatre temps). Bloquez (deux temps). Expirez lentement par le nez, en dégonflant le ventre, puis le thorax, et chassez l'air de la partie haute des poumons (quatre temps). Pensez uniquement à votre respiration. Adoptez le rythme qui vous convient, sans forcer. Mentalement, le matin : on insiste sur l'inspiration. L'énergie apportée par le soleil, le jour nouveau..., appelée prâna, s'absorbe par la respiration consciente. Ces milliards de petites particules vibratoires sont « vie ». Le soir : on insiste sur l'expiration, qui chasse l'air vicié des poumons, entraîne les particules d'électricité statique et d'ondes négatives. Respirer consciemment dans la journée devient un automatisme, inspirant le positif et expirant le négatif.

L'alimentation

« Dis-moi ce que tu manges, je te dirai qui tu es » (Hippocrate). Les grands principes d'une alimentation saine et vivante : fruits et légumes frais de bonne culture, biologique ou biodynamique ; les fruits se mangent toujours en dehors des repas ; ajouter des jus de légumes frais (reminéralisants et concentrés de vitamines) en apéritif ou en cure, boire beaucoup d'eau en dehors des repas (ajouter des hydrosols), éviter de mélanger les protéines.

Tout ce qui est cru est vivant, apporte la vie, tout ce qui est cuit est mort. Graines germées et fruits secs contiennent des protéines végétales. Choisir des produits de qualité pour les ingrédients de base : sel marin, sucre roux, graisse végétale non hydrogénée, huiles de première pression à froid, céréales et pains complets... Les produits dénaturés, pains, riz et pâtes blancs, sucre et sel blancs, huiles raffinées, conserves, sont très difficilement assimilables par l'organisme. Veiller à une bonne élimination est indispensable !

L'exercice physique

L'exercice en plein air développe la musculature, dérouille les articulations, sculpte le corps, favorise l'oxygénation pulmonaire, tonifie le cœur et les artères, redonne de l'élasticité au système veineux... En salle ou en plein air, marche, golf, musculation, stretching, yoga, footing ou natation : choisissez l'exercice physique le mieux adapté à vos goûts et à votre morphologie. L'exercice doit être pratiqué progressivement et intelligemment, toujours suivi d'une séance de relaxation-respiration. Le bien-être après l'exercice physique permet d'en contrôler le bénéfice.

Règle d'or n° 3

Quelques mouvements de gymnastique chaque jour et pratiquez progressivement, plusieurs fois par semaine, un sport de votre choix, suivi d'un moment de relaxation-récupération.

La relaxation

Choisissez une pièce calme et claire et une musique de détente. Allongez-vous confortablement et chaudement sur un tapis. Respirez profondément en vous laissant aller à la détente. Laissez passer vos idées, ne les « accrochez » pas, portez votre attention sur la respiration. Une deuxième formule de relaxation demande de se focaliser sur une idée positive, un objet, un point lumineux en respirant consciemment. Les idées négatives parasites s'éliminent d'elles-mêmes. Continuez à respirer profondément, lentement, pendant cinq à dix minutes. Pour reprendre vos esprits, étirez-vous, respirez à fond et levez-vous lentement, prêt à partir pour une nouvelle phase de vie, frais, dispos, détendu et maître de vos énergies reconstituées. Un retour sur soi, méditation, relaxation, détente, yoga, ou musique, un moment de « coupure » d'avec le monde actif est nécessaire chaque jour, pour notre équilibre et notre santé. C'est vider son esprit des préoccupations journalières, c'est laisser de la place à l'esprit pour s'exprimer. La Bible précise que « Dieu ne parle pas aux agités ».

Règle d'or n° 4

Cinq à dix minutes de relaxation reconcentrent vos énergies. Ménagez-vous un moment de retour sur soi chaque jour.

Le sommeil

Les heures supplémentaires de sommeil fournissent une vitalité nécessaire à l'autoguérison. Le sommeil est un grand réparateur de l'énergie vitale.

L'eau

L'eau lave le corps et l'esprit. Le matin prenez une douche en finissant par de l'eau fraîche ou froide, qui stimule l'ensemble de vos fonctions organiques encore endormies. Le soir, prenez une douche chaude. Les bains chauds, froids, de pieds, de tronc, de mains, de siège, aromatiques, à bulles, de sel, d'argile, d'eau douce ou de mer, sont tous faits pour la détente et l'élimination des toxines. L'eau nettoie le corps physique et aussi les corps subtils, c'est pour cette raison que tous les guérisseurs se passent les mains sous l'eau entre deux visites, tout comme le font les médecins pour une question d'hygiène. Par ses propriétés nettoyantes et drainantes, l'eau que nous buvons est capitale. Pensez à en boire au moins 1,5 litre par jour en dehors des repas et, si possible, une eau de source, ou une eau filtrée et équilibrée bioélectroniquement, en y ajoutant quelques cuillères à soupe d'hydrosols.

Règle d'or n° 6

Une douche fraîche le matin. Une douche ou un bain chaud le soir. Boire en dehors des repas.

La pensée positive

Chaque pensée émise dans votre conscient s'imprime dans votre subconscient, et, selon le programme choisi, elle en ressortira avec ou sans votre assentiment. Exemple : « Je réussis tout ce que j'entreprends. »

Votre cerveau « sait », puisqu'il l'a enregistré consciemment, que vous réussirez tout ce que vous entreprendrez. La réalité de cette imprégnation, par vos idées maîtresses, fait l'objet de nombreuses études. Soulignons que les puissantes pensées positives influencent le dynamisme de l'ensemble de nos cellules. Chaque matin, souhaitez-vous un bon jour, souriez-vous. Mettez de la gaieté dans votre vie, partez en chantant. Chaque jour, laissez une place pour une action gratuite, un sourire, une attention particulière à une personne en difficulté. Chaque soir, faites le bilan de votre journée. Regardez tous les éléments positifs que vous avez mis en place et félicitez-vous — vous avez, sans aucun doute, au moins une satisfaction positive. Remerciez-vous d'être resté calme, de vous être contrôlé, d'avoir accepté une erreur et d'en avoir tiré la bonne leçon... Détendez-vous et souriez intérieurement à vos progrès. Le résultat de ce « travail » sur le mental (c'est un jeu !) donne rapidement des fruits dont la saveur est votre nouvelle attitude positive dans la vie, et ses conséquences... bienheureuses.

Règle d'or n° 7

Souriez-vous le matin, pratiquez des actions positives et créez, au moins, une pensée positive chaque jour.

L'équilibre affectif et sexuel

Les Orientaux affirment que notre énergie vitale prend sa source dans l'harmonie et la sublimation de l'énergie sexuelle.

À propos de tonus sexuel...

Le tonus sexuel diminue lorsqu'on perd la forme !

La performance sexuelle dépend de la vitalité physique (améliorée par une alimentation saine, l'oxygénation, des exercices, l'élimination des toxines, des compléments alimentaires revitalisants) et de l'équilibre mental (pensées positives, actions enrichissantes, travail sur soi, développement personnel, confiance en soi, compréhension et ouverture à autrui...). Alcool, graisses et sucreries entament le tonus sexuel...

© Eyrolles Pratique

Douche fraîche le matin, repos, manger « cru » et vivant, boire des jus de céleri et de fenouil frais, faire une cure de friction aphrodisiaque matin et soir (dynamisant des glandes corticosurrénales) et boire 1 goutte de la même composition cinq ou six fois par jour contribuent à une nouvelle vitalité. Une cure de nettoyage du sang décuplera les performances amoureuses.

Règle d'or n° 8

Favorisez l'harmonie de votre couple, chaque jour (et chaque nuit...) avec une attention particulière.

Le grand air et le soleil

Lumière et chaleur favorisent la vitalité. Les premiers bains de soleil de l'année, revitalisants, peuvent même provoquer de petits maux (rhumes, grippes, angines, problèmes circulatoires) sur les sujets affaiblis, permettant à l'organisme d'éliminer les toxines de l'hiver.

Règle d'or n° 9

Chaque fois que possible, pratiquez le bain d'air et de soleil.

L'aromathérapie

Toutes les huiles essentielles sont génératrices d'une nouvelle vitalité et rechargent nos batteries cellulaires. Chaque matin, après une douche fraîche, friction avec des huiles essentielles toniques, dynamisantes (romarin, géranium, citron, verveine...). Chaque soir, après la douche ou le bain chaud, friction du corps avec des huiles essentielles relaxantes (lavande, marjolaine, oranger, petit grain...), plusieurs fois par jour buvez des grogs aromatiques et diffusez des huiles essentielles dans l'atmosphère, à la maison, au bureau...

Règle d'or n° 10

Aromatisez-vous avec les huiles essentielles en diffusion, en friction, en cure...

Chapitre 3

Alimentation et beauté

Cures de printemps

Les cures de printemps sont des cures de désintoxication et de drainage. Faciles à mettre en pratique, elles sont sans danger si elles sont bien conduites, contrairement aux cures de jeûne qui demandent un suivi médical constant. On ne jeûne pas seul, sans préparation, plus de deux jours ! Une préparation au jeûne doit toujours être progressive.

Les cures de printemps renouent avec la tradition. Nos grands-mères les pratiquaient. Qui n'a connu la Jouvence de l'abbé Souris, l'huile de foie de morue, la potion des trois herbes, l'huile de ricin ? Dans toutes les religions et civilisations, il existe la cure de printemps : carême, ramadan, kippour, jeûnes avant les méditations tibétaines, grande cure de nettoyage chez les yogis hindous, cure de noyaux d'abricots (à sucer seulement) chez les Hounzas, qui vivaient jusqu'à 120 ans en pleine forme, monodiète ou jeûne partiel — pas de sel, qui empêcherait la connexion avec les esprits, pas de café ni de tabac — chez les Indiens d'Amérique du Sud, avant les cérémonies spirituelles...

Notre organisme est une merveilleuse machine très élaborée : un très bon véhicule. Ce que vous faites pour votre automobile tous les 7 000 kilomètres, vous pouvez le faire pour vous !

Ce grand nettoyage, vous le faites également au printemps pour les cheminées, les appareils de chauffage, dans la maison... cela pour continuer à les faire fonctionner longtemps dans les meilleures conditions.

Les animaux domestiques, les chiens, les chevaux sont purgés régulièrement trois ou quatre fois par an ; et nous, les gentils humains ? Alors, ce printemps et à chaque changement de saison... en avant ! Respectez les doses... et mettez en pratique !

Jus de légumes crus et frais

Qu'est-ce que c'est ?

Les cures de jus de légumes, c'est boire et manger, pendant toute une journée, uniquement des jus de légumes frais, élaborés dans une centrifugeuse. Les légumes ne sont pas cuits et il est conseillé de boire rapidement les jus dès qu'ils ont été pressés. Les jus de légumes existent aussi en bouteilles, avec une conservation par lactofermentation et des légumes bio (Biotta, Eden, Rabenhorf par exemple).

Les jus de légumes apportent à l'organisme une concentration importante de vitamines, de sels minéraux et d'oligoéléments. Les jus de légumes peuvent varier à l'infini : on peut ajouter au choix jus de citron, piment, sel de céleri, huiles aromatiques pour la cuisine, herbes aromatiques vertes fraîches, gingembre frais... pour en faire d'excellents apéritifs. Les cures de jus de légumes peuvent se faire sur plusieurs jours, plusieurs semaines ou même plusieurs mois selon les cas. Des naturopathes d'excellente renommée font faire des cures de jus de légumes dans le traitement des maladies dégénératives (cancer, leucémie, VIH, Alzheimer...), avec d'excellents résultats.

Comment les pratiquer ?

Commencer avec un jour par semaine de cure de jus de légumes. La purge prise le dimanche soir nettoie et empêche la sensation de faim le lendemain : le lundi semble donc un jour tout indiqué pour se mettre au jus de légumes. Les semaines suivantes peuvent se faire avec deux ou trois jours consécutifs selon les envies et les possibilités. Il n'y a pas de limite de quantité pour les jus de légumes : de 1 à 3 litres par jour sans inconvénient pour les adultes. Les jus de légumes sont de puissants

© Eyrolles Pratique

La beauté par les huiles essentielles

reminéralisants (imaginez la quantité de légumes frais pour faire un litre de jus de légumes !). Pour être écologique, la pulpe restante peut s'ajouter dans la pâtée des chiens ou être recyclée en compost.

Quels légumes choisir ?

Des légumes naturels ou bio, sortant du jardin, c'est encore mieux ! Tous les légumes sauf l'aubergine, l'ail et l'oignon ! Une base de trois quarts carottes et un quart d'un ou de plusieurs autres légumes. Pour les bébés et les petits enfants : la carotte.

▶ En hiver : carotte, fenouil, chou vert, chou rouge, céleri branche, betterave rouge, radis noir (attention, c'est très fort !), brocoli, épinard, tétragone, et toutes herbes et salades vertes.

▶ En été : tomates, concombres, courgettes, poivrons, et toutes herbes et salades vertes.

J'ai les intestins fragiles, puis-je boire des jus de légumes ?

Oui, car les jus ne contiennent pas de fibres irritantes, et les jus de légumes favorisent une rééducation progressive des intestins.

Les premiers jours, j'ai une sensation de « ballonnement », est-ce normal ?

Oui, car le « cru » redonne de la vitalité aux intestins, réhydrate des matières sèches avant leur élimination. Après quelques jours de cure, la sensation de ballonnement disparaît... et l'excès de ventre par la même occasion !

Les enfants peuvent-ils boire des jus de légumes ?

Oui, les nourrissons à partir de l'âge de 4 mois peuvent prendre des jus de carotte : on commence progressivement avec 1 cuillère à café par jour et on augmente chaque semaine pour arriver à un biberon de jus de carotte... Et les « bébés carotte » sont calmes, gais et tout dorés !

Comment faire un jus de carotte ?

Dans une centrifugeuse, mettre les carottes crues, lavées et non épluchées, bio ou du jardin évidemment ; sont à prohiber toutes les carottes de commerce, « chimiquées », pour les enfants comme pour les adultes. Boire le jus de carotte dans les minutes qui suivent... Les jus de légumes frais, passés à la centrifugeuse, peuvent être complétés par des jus de légumes biologiques en bouteille. céleri, radis, chou, chou-fleur, fenouil, betterave, salade verte, pissenlit et roquette, persil et herbes fines aromatiques, épinards et tétragone sont ajoutés aux carottes l'hiver et aussi poivron, concombre, courgette, tomate, herbes vertes l'été ; gingembre, citron, citron vert, piment assaisonnent d'un peu de piquant !

Pour un litre de jus de légumes :

► trois quarts carottes/un quart légumes autres ;

► betterave, chou vert, fenouil, carotte, concombre, tomate peuvent agréablement se boire nature.

On peut ajouter un jus de citron ou de citron vert selon les goûts. Les cures de jus de légumes crus apportent oligoéléments, sels minéraux, vitamines en grande quantité. Ils densifient les cellules de l'organisme. Ils nettoient le sang, les reins, le foie, la vésicule, les intestins, d'une manière douce, en fabriquant de la structure vitale.

Quand faire une cure de jus de légumes ?

► À chaque changement de saison – Trois à dix jours de jus de légumes et uniquement cela, à raison de 2 ou 3 litres par jour.

► Chaque semaine – Un jour de jus de légumes et uniquement cela.

► En entretien – Chaque jour un verre de jus de légumes avant chaque repas fait un délicieux apéritif.

© Eyrolles Pratique

Compléments alimentaires

Ils s'utilisent régulièrement, comblent les carences en vitamines et oligoéléments dues à une alimentation souvent dénaturée. Ils sont nécessaires à tous : ce sont de super-cures de revitalisation.

Principaux compléments en rapport avec la beauté-santé

▶ Levure vivante : vitamines B et groupe B type philaromal, levure lyophilisée en poudre ou en gélules, cure complémentaire pour les problèmes de cheveux, de teint brouillé, d'acné, d'intestins fragilisés...

▶ Jus de radis noir, d'artichaut : en jus ou en gélules, cure complémentaire pour traiter acné, chute de cheveux, menton boutonneux ou rouge, teint brouillé et jaune, foie engorgé, mauvaise humeur...

▶ Jus frais vert d'herbe de blé et Green magma® pour une meilleure vitalité.

▶ Guarana, urucum, spiruline, laitance de poisson... pour le punch intellectuel et la peau.

▶ ADN, gelée royale, levures sur plantes pour revitaliser.

Cures de plantes

Elles s'ajoutent à une alimentation équilibrée. On peut boire 1,5 litre à 3 litres d'infusion dépurative (sang, reins, foie, vésicule biliaire, intestins, bronches) par jour. À préparer le soir, à boire froid le lendemain. Tout au long de l'année, en changeant de formules de plantes régulièrement (chaque semaine ou toutes les trois semaines), elles sont bénéfiques pour les sujets « encombrés », qui souhaitent favoriser l'élimination des toxines. De nombreuses préparations existent sur le marché : en pharmacie et en boutiques diététiques, choisissez des plantes bio.

Purges et lavements

- Magnésie San Pellegrino, agit sur les reins et les intestins.

- Chlorumagène, agit sur les intestins.

- Huile de ricin, met tout l'organisme en élimination générale : le foie, la vésicule biliaire, la rate, le pancréas, le sang, la lymphe...

Les purges peuvent s'utiliser à dose conseillée une fois par semaine avant le jour de monodiète ou de jus de légumes dans le cadre d'un nettoyage et drainage. Par expérience, cinq mois, soit cent soixante-cinq jours de cure de jus de légumes — graines germées avec purge chaque jour m'ont permis sous la conduite de ma mère, éminent naturopathe de la première génération, de ressentir tous les effets bénéfiques : les graisses superflues fondent, le corps se densifie, le teint s'éclaircit, l'esprit aussi, et les capacités cérébrales sont décuplées ! C'est le moment idéal pour prendre ou reprendre de grandes décisions ! Si vous souhaitez méditer, faire un retour sur vous-même, prendre un grand virage sentimental, professionnel, tournant de vie, mettez-vous trois jours aux jus de légumes crus et aux purges : les décisions seront plus claires, faciles et précises !

Comment prendre les purges ?

- Magnésie San Pellegrino et Chlorumagène : 1 cuillère à soupe dans un verre d'eau et boire 1 ou 2 litres d'eau ou infusion ou bouillon clair de légumes, dans les deux heures qui suivent.

- Prendre une purge sans boire, c'est mettre de la lessive dans une machine à laver sans mettre l'eau... Résultat : aucun ! — la machine n'est pas heureuse ! Inconvénient, malaises, migraines, crises de foie...

- Huile de ricin : en gélules, six à douze gélules, ou 1 à 3 cuillères à soupe d'huile mélangée à un jus de citron, d'orange ou de pamplemousse ou à un jus fraîchement pressé de tomate ou de pomme (la pectine fraîche facilite l'absorption de l'huile). Éviter de boire dans les douze heures qui suivent ! Éventuellement, mâcher lentement un ou deux pruneaux séchés pour faire passer le goût particulier de l'huile de ricin.

© Eyrolles Pratique

- Les lavements accompagnent souvent les purges, se pratiquant à l'aide d'un boc à lavement ou d'un appareil pliable. On ajoute 1 cuillère à soupe d'huile d'olive et 5 gouttes d'huile essentielle de lavande ou de géranium dans l'eau tiède du récipient. Ils libèrent instantanément les intestins (et, par conséquent, les idées noires).

Le *colonic irrigation*, très pratiqué aux États-Unis, est une machine sophistiquée qui permet de faire un lavement profond des intestins. Il se pratique en institut spécialisé, en général par une infirmière. C'est un lavement long, doux et efficace accompagné d'une relaxation ou d'un massage du ventre aux huiles essentielles (carvi, coriandre, muscade, lavande). De plus en plus nombreux sont les centres de soins naturopathiques ou esthétiques où il devient possible de faire une irrigation colonique. Les acteurs de théâtre le pratiquent régulièrement en place et lieu de dîner, pour être encore plus performants !

Les monodiètes

La monodiète, c'est manger un seul type d'aliment pendant au moins un jour : c'est un type d'alimentation restrictive.

Les principales monodiètes concernant la beauté-santé

- Bouillon de légumes : nettoie les reins, le transit intestinal, les bronches : trois jours maximum.
- Compote de pommes : nettoie la peau, éclaircit le teint en libérant les intestins, idéale pour certaines dermatoses (eczéma...) : de un à trois jours maximum.
- Monodiète aux jus de légumes, un jour par semaine, idéal pour conserver sa ligne de forme et éviter les « encrassements » et surcharges pondérales.
- Purée crue de fruits : nettoie sang, foie, reins, intestins en apportant de l'énergie « crue ». Dynamise et fortifie : de un à trente jours maximum.

Les avantages de la monodiète aux fruits (purées crues)

Elle peut se faire, par tous, de quelques semaines à quelques mois. Elle désintoxique tout en revitalisant (vitamines). L'avis de votre praticien de santé est souhaitable pour le choix de vos fruits.

Cures d'hydrosols

L'hydrosol est l'eau florale, l'eau distillée ou l'eau essentielle, produit de la distillation. Il contient des particules d'huile essentielle en suspension et s'utilise en cures :

▶ Sauge : perturbation du cycle menstruel, bouffées de chaleur, règles difficiles, cellulite, problèmes circulatoires.

▶ Genièvre, sureau : amincissement, rétention d'eau, arthrose, arthrite, rhumatismes, cellulite, tendinite, douleurs...

▶ Thym, romarin, sarriette : problèmes de peau, acné, fatigue, stress, bronches...

Comment utiliser les cures d'hydrosols ?

5 cuillères à soupe d'hydrosol dans l'eau de boisson chaque jour, en cure de trois semaines. Changer d'hydrosol chaque semaine ou toutes les trois semaines. Très pratiques, ils apportent des propriétés différentes de celles des infusions de la même plante. Il est simple et agréable de les préparer pour la journée, au bureau, à la maison, en voiture... aisément.

Cure quotidienne de beauté-santé

Une alimentation équilibrée, naturelle et bio à laquelle on ajoute chaque jour :

▶ un verre de jus de légumes avant chaque repas : un super reminéralisant, adieu l'ostéoporose ! Green magma (poudre de jus de blé germé, comme excellent palliatif des jus verts frais) ;

- la prise régulière de gélules de vitamines B (trois ou quatre cures de trois semaines par an) ;
- des oligoéléments, levures et minéraux assimilables, des huiles végétales bio et de qualité, des plantes riches en radicaux libres ;
- un repas complet et deux collations suffisent à la plupart des sédentaires que nous sommes, deux repas et deux collations pour les activités physiques intenses ;
- boire l'eau, l'eau additionnée de l'hydrosol de votre choix ou les infusions en dehors des repas (1,5 litre à 3 litres par jour). Les sportifs et les travailleurs physiques boivent plus !

Un repas idéal, c'est :

- un jus de légumes suivi de crudité(s) et/ou salade verte ;
- une protéine : graines germées ou algues — ces deux premières étant idéales et de loin ! — ou céréales ou viande (si vous en mangez encore) ou volaille ou poisson ou œufs ou fromage — le plus déconseillé ! – ;
- un dessert facultatif : fruits cuits ou flans d'algues, jamais de fruits crus après le repas, ils ralentissent considérablement la digestion à l'exception de l'ananas et de la papaye (riches en papaïne) ;
- les légumes cuits et les potages apportent seulement une satisfaction du nerf du goût : ils ne nourrissent pas !

Une collation, c'est :

- une purée de fruits crus ou des fruits frais ;
- des fruits secs et/ou séchés et des oléagineux (toutes les noix), ils sont pratiques et très nutritifs, les faire tremper la veille les rend encore plus digestes. Le pain-fromage et le sandwich traditionnel sont à éviter, évidemment !

Tout ce qui est cru est vivant, tout ce qui est cuit est mort, on fabrique de la vie avec le cru.

Les personnes qui ne supportent pas les crudités pour des raisons d'intestins fragilisés digèrent et assimilent sans inconvénient les jus de légumes (pas de fibres).

Cure maigrir intelligemment

De une à trois semaines trois ou quatre fois par an si nécessaire.

Traitement alimentaire quotidien

Boire 1 à 3 litres d'infusion dépurative ou de l'eau additionnée de 5 cuillères à soupe d'hydrosol de genièvre, sauge, armoise ou sureau en alternance et en dehors des repas.

L'infusion dépurative peut être par exemple harpagophytum ou aubier de tilleul, tisane de l'abbaye de Maylis (en pharmacie) ou encore une infusion de queues de cerises, fleurs de sureau et millepertuis, romarin...

Veiller à une bonne élimination intestinale chaque jour, sinon prendre des plantes laxatives douces en infusion, poudre ou gélules, de plus une fois par semaine 1 cuillère à soupe de Chlorumagène® ou magnésie San Pellegrino® à prendre le soir suivie d'un litre d'infusion ou bouillon clair de légumes. Jus de légumes et purées crues de fruits en quantité diminuent la constipation.

On se souviendra que le ventre est aussi le siège des émotions, donc il faut un ventre nettoyé pour des idées plus claires ! Le ventre et ses intestins ont besoin de nettoyage régulier, que se passerait-il si vous ne nettoyiez pas la poubelle de cuisine pendant une semaine ?

■ Les repas minceur[1]

▶ Petit déjeuner : fruits à volonté ou purée de fruits crus.

1. Plus de renseignements sur mon site : *mailgrir.com*

- Déjeuner : un ou plusieurs grands verres de jus de légumes (principalement fenouil, radis, céleri, carotte, concombre...) suivis de crudités.
- 16 heures : un grand verre de jus de légumes ou des fruits.
- Dîner : jus de légumes et potage cru façon Hippocrate, ou jus de légumes, salade verte, graines germées et/ou algues, ou encore jus de légumes, crudités, salade verte, légumes cuits, une protéine au choix.

À savoir

Les jus de légumes, purées de fruits, crudités peuvent varier à l'infini. Le menu du dîner peut être inversé avec le déjeuner selon le temps, les possibilités et la convivialité !

Hydrothérapie, détente, respiration

- Une douche fraîche le matin suivie d'une friction d'huile essentielle tonique aph (stress et fatigue) (cf. p. 41) ou min (élimination) (f. p. 41).
- Un bain chaud le soir avec 5 gouttes d'une huile aromatique pour le bain, ou 5 gouttes d'huile essentielle de lavande (calmante) ou 10 gouttes d'huile essentielle de térébenthine (fait transpirer) (cf. Bains aromatiques p. 73).
- Un moment de détente recommandé, relaxation, respiration (dix à trente minutes).

Traitement aromatique quotidien

- Huile essentielle citron, genièvre, géranium, gaulthérie : 1 ou 2 gouttes du mélange ou 2 gouttes de friction min (cf. p. 41) à 10 heures et à 16 heures.
- Huile essentielle carvi, muscade, coriandre : 1 goutte du mélange ou 1 goutte de friction dig (cf. p. 41) après chaque repas et une friction sur l'abdomen avec 20 gouttes du même mélange.

- Matin : 1 goutte de friction min (cf. p. 41) ou huile essentielle de citron.
- Soir : 1 goutte d'un mélange de lavande, de marjolaine, de petit grain, de néroli, de rose ou friction ner (cf. p. 41) ou simplement 1 goutte d'huile essentielle de marjolaine avant le dîner et avant le coucher — à utiliser en alternance pour varier les plaisirs !

À savoir

Les huiles essentielles à absorber dans la journée se posent sur la main puis se lapent. On peut aussi les ajouter dans un verre d'eau chaude non bouillante avec un peu de miel, jamais de sucre, même roux !

- Friction du matin : plexus solaire, nuque, base de la colonne vertébrale et plantes des pieds avec 20 gouttes du mélange choisi ou friction min (cf. p. 41).
- Friction du soir : idem avec 20 gouttes de friction ner (lavande, marjolaine, petit grain, néroli...) (cf. p. 41) ou friction har (bois de rose, camomille, rose, santal, lavande...) (cf. p. 41).

Si les jambes sont gonflées, lourdes, sujettes aux problèmes circulatoires ou à la cellulite, ajouter les frictions cel (cf. p. 41) ou 109 (cf. p. 42) : sauge, lavande, cyprès, géranium, genièvre... 10 gouttes de chaque friction ou 20 gouttes du mélange sur la plante des pieds, les mollets, les cuisses et les fessiers, matin et soir.

Monodiète hebdomadaire

- Un jour par semaine de repos complet et digestif.
- Se relaxer, dormir, enfin se reposer au maximum !
- Penser à soi, se faire plaisir, lire, marcher, méditer...
- Monodiète aux jus de légumes ou purée de fruits, c'est-à-dire uniquement jus de légumes ou purées de fruits pour toute la jour-

née, sans limite de quantité, mais uniquement l'un ou l'autre, à vous de choisir : notre intuition nous facilite le choix, allez vers ce qui vous fait le plus plaisir !

▶ Prendre une purge et 2 litres d'infusion dépurative la veille au soir facilite l'élimination et l'aisance de ce jour de monodiète.

▶ Continuer les frictions d'huiles essentielles, le bain chaud, les hydrosols, infusions et huiles essentielles de chaque jour.

Attention !

Il ne faut pas dépasser les doses d'huiles essentielles et la prise des purges : il ne sert à rien de provoquer des perturbations inutiles ! Veillez à la qualité des huiles essentielles utilisées : impropres à la consommation, les essences de synthèse peuvent provoquer entre autres des brûlures internes. Il est indispensable de choisir des huiles essentielles bio et certifiées, unique garant d'une excellente qualité et d'un résultat conforme à nos souhaits.

La cure maigrir intelligemment permet d'éliminer sans danger, de gagner de la vitalité tout en fondant, de densifier les tissus, de dégonfler. Vous perdez du volume avant de perdre du poids, vous vous densifiez ! Être en bonne santé, c'est être mince, svelte et dense, les sportifs en sont un bon exemple ! Bonne cure !

Partie II

Préparer soi-même ses produits de beauté aromatiques

Chapitre 4

Les soins du corps et du visage

Huiles aromatiques pour le bain

Comment préparer un bain aromatique ?

Température de l'eau : de 36° C à 39° C selon votre désir.

Durée : de cinq à trente minutes.

Fréquence : un ou deux bains par jour en période de crise, un bain par jour ou tous les deux jours pour le bien-être.

Temps de repos conseillé après un bain : cinq à quinze minutes.

But du bain : détendre, ouvrir les pores et permettre l'élimination des toxines.

Les huiles essentielles ne sont pas miscibles dans l'eau, aussi faut-il toujours mélanger les huiles essentielles dans un « solvant » naturel avant de les inclure dans l'eau, sous peine de brûlures !

Seule l'huile essentielle de lavande peut s'utiliser telle quelle dans l'eau de bain ! 5 à 10 gouttes pour un bain d'adulte.

▶ Pour les nourrissons, on utilise l'hydrosol de lavande uniquement à raison de 2 ou 3 cuillères à soupe par bain, jamais d'huiles essentielles dans le bain des nourrissons !

- ▶ Pour les bébés : 2 gouttes d'huile essentielle de lavande dans 1 cuillère à café d'huile de germe de blé ou d'amandes douces, ou 0,5 verre à eau d'hydrosol de lavande.

- ▶ Pour les adultes : 5 à 10 gouttes d'huile essentielle obligatoirement diluées dans un dispersant naturel ou 10 gouttes d'huile essentielle de lavande ou 5 à 10 gouttes d'huile aromatique spéciale pour le bain, ou encore un verre d'hydrosol de votre choix.

À savoir

Toutes les préparations d'huiles aromatiques spécifiques pour le bain peuvent s'utiliser pour la douche : dans ce cas utiliser des solvants naturels plutôt moussants ou laiteux.

Quelques recettes de compositions aromatiques spéciales pour le bain

Doses de « dispersants » naturels pour un bain

- ▶ Huile de germe de blé : 1 cuillère à café.

- ▶ Jaune et blanc d'œuf : un œuf battu.

- ▶ Poudre de lait non écrémé : 2 ou 3 cuillères à soupe.

- ▶ Poudre d'algues : 2 ou 3 cuillères à soupe.

- ▶ Argile verte : 2 ou 3 cuillères à soupe.

- ▶ Shampooing ou base moussante neutre : 1 cuillère à soupe.

Quantités d'huile essentielle pour chaque type de bain : 5 à 10 gouttes du mélange aromatique pour le bain

- ▶ Aphrodisiaque : lavande 10 ml, ylang-ylang 10 ml, santal 5 ml.

- ▶ Calmant pour les enfants : lavande 10 ml avec orange 5 ml, ou mandarine 2 ml, ou camomille 2 ml.

- ▶ Calmant : camomille 3 ml, néroli 1 ml, lavande 10 ml.

- ▶ Décongestionnant : géranium 10 ml, cyprès 5 ml.

- Hindou : ylang-ylang.
- Oriental : santal 5 ml, bois de rose 5 ml ou cèdre 5 ml.
- Pour transpirer : bois de rose 5 ml, bois de cèdre 5 ml, térébenthine 30 ml, bois de santal 3 ml.
- Pour transpirer aussi : térébenthine.
- Rafraîchissant (après coups de soleil) : lavande 15 ml, menthe 5 ml ; ou géranium 10 ml, menthe 5 ml.
- Régénérateur, particulièrement envoûtant, et contre les peaux sèches : bois de rose 10 ml, géranium 5 ml, 0,5 ml d'huile essentielle de rose.
- Relaxant : marjolaine 5 ml, lavande 10 ml.
- Tonique : romarin.
- Tropical : cannelle 5 ml, ylang-ylang 5 ml.

Toutes les huiles essentielles peuvent se mettre dans le bain à condition d'être toujours diluées dans un « solvant » naturel, pardonnez-moi de le répéter !

Exemple : marjolaine, bouleau, genièvre, géranium... 5 à 10 gouttes du mélange dilué dans de la poudre de lait par exemple à ajouter à l'eau du bain, ou encore néroli, verveine, camomille : 1 goutte de chacune et 0,5 goutte d'huile essentielle de rose.

Au Japon, la beauté du geste

Les femmes japonaises me ravissent. Elles ont une telle délicatesse dans la moindre attention qu'elles portent aux autres ! Elles savent si bien s'offrir et s'effacer par un sourire, un regard. Oui, la beauté est un don, mais on ne le reçoit pas : on en fait présent, inlassablement. Voyez-les se mettre en route, en une cohorte rieuse, pour le rituel du bain : leur marche est légère, toute d'effleurement ; de quelle sorte de pesanteur s'affranchissent-elles pour glisser ainsi sur le petit chemin, qu'elles semblent fouler à peine, au bord de la forêt où se perdront bientôt les échos de leurs conversations ? Le bain est un moment de partage si intense qu'il peut durer deux, trois heures. Le bassin est à ciel ouvert dans la montagne ou la forêt, protégé des regards d'une simple palissade ou d'une haie de bambou. D'un côté les hommes et, de l'autre, les femmes. Elles vont par toutes saisons, à pas menus dans leurs socques, vêtues de leur kimono, dans les murmures des fleurs. Je me demande si elles ne connaîtraient pas le langage des fleurs, ou celui des arbres ; de cette complicité leur viendrait leur précautionneuse attention, d'une douceur impassible dont elles font montre dans toutes leurs relations. Vraisemblablement, si on sait les écouter, les fleurs et les plantes nous parlent de beauté et d'amour. Ce sont là choses de poésie, quand elle choisit de nous ouvrir le monde, et de nous en offrir le cœur précieux. (Il faudrait sans doute écrire un jour une poétique de l'aromathérapie, une quintessence de la quintessence en quelque sorte, où les symboles, les parfums et les couleurs prendraient souffle et vie pour nous révéler certains mystères d'une création parfaite.) Mais revenons au bain avec nos belles amies japonaises en suivant le même chemin que leur humeur buissonnière. On entendra sous peu leurs petits cris, une main pudique devant le visage, lorsque le froid d'une première eau les saisira, où bien lorsqu'elles s'abandonneront à la tendresse émolliente d'une eau très chaude. Car le bain se compose parfois de plusieurs bassins, gardés à différentes températures, où l'on se trempe successivement après s'être lavé, et plus ou moins longuement, obéissant aux figures d'un rituel immuable. On marche sur des galets qui massent les pieds ; il existe même un pédiluve dans lequel, au gré d'un imperceptible chatouillis, de minuscules poissons vous débarrasseront de toutes les impuretés ! On peut se baigner le matin ou le soir, parfois à la nuit, quand une lune vague se raconte au souvenir de la pluie — pour emprunter le titre d'un film célèbre de Kenji Mizoguchi. Les femmes japonaises m'enchantent dans tous les moments de la vie, se mettant au service de l'autre le cœur ouvert, amoureuses ou ménagères, travailleuses ou rêveuses, officiant à la cérémonie du thé ou à celle, si intime, du bain.

Bains aux hydrosols

2 ou 3 cuillères à soupe d'hydrosol par bain d'enfant, et jusqu'à un verre à eau par bain d'adulte.

▶ Relaxant : lavande, marjolaine ou camomille.

▶ Élimination : genièvre ou sureau ou sauge.

▶ Tonique : sarriette ou romarin ou origan.

▶ Très rafraîchissant : menthe.

▶ Équilibrant : verveine ou laurier.

▶ Doux et calmant : églantier ou rose sauvage, géranium, lavande ou néroli, tilleul ou mélisse.

- Calmant pour les enfants : lavande, camomille, ou tilleul.
- Décongestionnant : laurier, mélisse, géranium, cyprès.
- Bonheur : verveine, sureau, églantier, ou camomille.

Mode d'emploi simple et précis pour un bon bain

- Se plonger dans le bain aromatique à la température agréable de votre choix (eau non bouillante).
- Détente de cinq à quinze minutes dans le bain (joli moment de méditation et de retour sur soi).
- Juste avant de sortir, ajoutez pendant vingt à trente secondes de l'eau très chaude et sortez lentement.
- Ne pas s'essuyer, s'envelopper dans un peignoir avec une serviette autour du cou, autour des pieds et une couverture si besoin.
- Se relaxer cinq à quinze minutes au moins.

À savoir

La détente et l'hyperémie provoquées par la brève phase chaude de la fin du bain permettent la transpiration et l'élimination des toxines sans affecter l'organisme. Cette formule de bain assure le maximum d'efficacité, sans inconvénient.

Si le bain est tonique

Après cinq minutes de détente, prendre une douche fraîche ou froide, et frictionnez-vous avec une composition d'huiles essentielles toniques ou stimulantes prévues à cet effet.

Si le bain est décontractant

Continuez cette relaxation et, pourquoi pas, endormez-vous détendu, profitant de ce bien-être toute la nuit.

Huiles aromatiques pour le corps

Elles affinent, adoucissent, assouplissent le grain de peau en revitalisant les peaux sèches, atones et fatiguées... Elles apportent cette identité olfactive qui nous rassure tout comme celle d'un parfum. Huiles ou laits aromatiques parfumés concourent agréablement au soin d'une belle peau dès la quarantaine ! Le premier produit de beauté de la peau est l'eau de bonne qualité, puis il faut nourrir la peau comme on nourrit le corps et les huiles aromatiques pour le corps et pour le bain sont précieuses à cet effet !

En règle générale, pour fabriquer les huiles pour le corps, les huiles de massage et les huiles aromatiques pour le bain, nous utilisons 5 à 20 % d'huiles essentielles dans une huile ou des huiles végétales d'extrême qualité, de première pression à froid.

Huile de germe de blé, huile de millepertuis, huile de sésame ou de noisette, de macadamia ou de noyaux d'abricots, de chanvre ou d'argan ou encore d'huile d'olive, de lin ou de ricin, ou un mélange de celles-ci, selon leurs propriétés.

▶ L'huile de millepertuis assouplit le grain de peau et vascularise (couperose, rougeurs, douleurs).

▶ L'huile de germe de blé apporte sa vitamine E et tonifie.

▶ L'exceptionnelle huile essentielle de rose confère à ces huiles de beauté une activité régénératrice et antirides étonnante.

▶ Un lait neutre peut remplacer les huiles végétales de base : dans ce cas ajouter les huiles essentielles directement dans le lait.

Quelques huiles aromatiques pour le corps

▶ Huile aromatique Iou : décongestionnante, après un effort physique, une marche, un échauffement... Parfaite en pays tropical.
Géranium 5 ml, verveine 1 ml, romarin 5 ml, bois de rose 10 ml, menthe 3 ml, ylang-ylang 5 ml, dans 20 ml d'huile de germe de blé et 20 ml d'huile de millepertuis, et 60 ml de noisette et de sésame mélangées, ou dans 100 à 200 ml d'un lait neutre.

- Huile aromatique des (protectrice des influences négatives, c'est une huile rituelle avant le yoga, la méditation) : huiles essentielles de myrrhe 1 ml, myrte 5 ml, ciste 1 ml, laurier 5 ml, camomille 2 ml, santal 5 ml, hysope 2 ml, rose 5 gouttes dans de l'huile de germe de blé 20 ml et des huiles végétales de noisette ou de macadamia 80 ml.

- Huile aphrodisiaque et câline : ylang-ylang 15 ml, santal 3 ml, dans 10 ml d'huile de germe de blé et 70 ml d'huile de noisette ou de macadamia.

- Huile contre les vergetures, après les cicatrices ou les dermatoses : vaporiser avec de l'hydrosol de cèdre ou de lavande deux fois par jour, puis appliquer le sérum confort (cf. p. 83) et l'huile aromatique visage en alternance (cf. p. 83).

- Huiles fines parfumées pour le corps : choisir la base d'huiles : huile de germe de blé et huile de millepertuis et/ou huiles végétales de votre choix et ajouter les huiles essentielles que vous appréciez au point de les « porter ». Exemple : dans 100 à 200 ml d'huiles de base, ajouter 10 à 20 ml d'huile essentielle de cannelle, de coriandre, de muscade, de camomille, de géranium, de bois de rose, d'ylang-ylang ou de santal ou encore le mélange de votre choix à 20 % maximum.

Huiles aromatiques de massage

Les huiles aromatiques pour le bain et pour le corps peuvent s'utiliser pour le massage : il suffit de les diluer et de les amener à un pourcentage de 3 à 10 % d'huile essentielle dans la base choisie. À différents types de massage correspondent différentes doses d'huiles plus ou moins huileuses, grasses pour un long massage ou pénétrantes pour un massage court, amusez-vous à mélanger et à trouver la texture qui vous convient.

Astuce

Les huiles aromatiques de massage peuvent toutes se fabriquer avec mes douze frictions d'huiles essentielles aromatiques (cf. p. 41).

Les huiles végétales de première pression à froid sont toutes très riches en acides gras assimilables, oméga 3, vitamines E (en tête l'huile de germe de blé), vitamines A et groupe B.

- Huile de germe de blé : régénératrice, elle pénètre rapidement ; très riche en vitamine E, elle est excellente pour la peau, la tonicité et le système nerveux.

- Huile de millepertuis : double macération de fleurs dans de l'huile d'olive à moins de 0,5 % d'acidité, elle aurait la propriété de faire regonfler les cartilages intervertébraux (docteur Breuss) et favoriser une meilleure vascularisation.

- Huile de noisette : sa finesse s'associe aux vitamines A et B pour nourrir remarquablement la peau ; une des huiles végétales les plus équilibrées et équilibrante pour toutes peaux fragilisées et fatiguées.

- Huile de macadamia : très fine, c'est la noisette d'Australie, riche en vitamines A, B1 et B2, sa composition serait proche de celle du sébum d'où une grande biocompatibilité avec tous types de peau.

- Huile de coco : grasse, épaisse, elle reste longtemps en surface, pour un massage long.

- Huile de sésame : légère, fine, pénètre rapidement et le... « Sésame ouvre-toi » laisse augurer une huile de base parfaite pour les massages.

- Huile d'amandes douces : légère, pénétrante, elle rancit cependant très vite.

- Huile de chanvre : est riche en oméga 3 et 9, bonne pour toutes les peaux.

- Huile de jojoba : encore appelée cire de jojoba en Afrique, serait un rééquilibrant cutané, spéciale peaux grasses et jeunes.

- Huile d'argan : riche en vitamine E contre le vieillissement de la peau.

- Huile de bourrache : calme les peaux irritées, très bon complément alimentaire.

- Huile d'onagre : réduirait sensiblement l'apparition du vieillissement, bon complément alimentaire.

- Huile de calophylle de Madagascar : la nouvelle huile « tendance ».
- Huile de ricin : est étonnante pour les peaux très sèches, ongles fragiles. Edgar Cayce l'utilisait déjà pour de très nombreuses indications.
- Huile de rose musquée du Chili : serait un régénérateur tissulaire et cicatrisant.
- Huile de noyaux d'abricots du Tibet, fine et riche en vitamine A.

À savoir
Tout produit de soin du corps devrait pouvoir se « manger » puisqu'il est absorbé par la peau...

- Pour un shiatsu, utiliser des préparations fortement concentrées (30 à 40 %) dans des huiles fines et pénétrantes ou encore simplement les huiles essentielles en frictions, prévues à cet effet. Auriculothérapeutes, acupuncteurs, rolfeurs[1] magnétiseurs et thérapeutes de shiatsu utilisent en général les huiles essentielles non diluées.
- Pour les massages californiens et la kinésithérapie : utiliser l'huile de coco, l'huile d'olive dans lesquelles on ajoute l'huile de germe de blé et l'huile de millepertuis et les huiles essentielles choisies.
- Huile de massage de surface grasse : choisir 3 à 5 ml d'huiles essentielles et ajouter 100 ml d'huile de coco ou de l'huile de coco et de l'huile d'olive à parts égales.
- Huile de massage pénétrante et régénératrice : choisir 3 à 5 ml d'huiles essentielles et ajouter 10 ml d'huile de germe de blé, 10 ml d'huile de millepertuis et 30 ml d'huile de sésame ou de macadamia ou de noisette.
- Huile aromatique de massage pour les enfants : 3 à 10 ml d'huiles essentielles lavande, eucalyptus, orange ou camomille dans un mélange de 20 ml d'huile de germe de blé, 40 ml d'huile de sésame et 40 ml d'huile d'amandes douces ou noisette.

1. Le rolfing est une méthode de soins manuels américaine présentée par Ida Rolf au début du xxᵉ siècle.

Huiles essentielles à utiliser dans les préparations, et leurs propriétés principales

▸ Les relaxantes : huiles essentielles de lavande, marjolaine, orange, camomille, petit grain, néroli.

▸ Les toniques : huiles essentielles de romarin, sarriette, coriandre, muscade, géranium, cannelle, gingembre, citron.

▸ Les respiratoires : huiles essentielles de pin, thuya, eucalyptus, caje-put, niaouli, tea tree, sapin, pin baumier.

▸ Les circulatoires : huiles essentielles de sauge et cyprès.

▸ Les antidouleur : huiles essentielles de romarin, térébenthine, bouleau, genièvre, wintergreen ou gaulthérie.

▸ Les vivifiantes : huiles essentielles de romarin, menthe, cannelle.

▸ Les aphrodisiaques : huiles essentielles d'ylang-ylang, santal, cannelle, sarriette, rose.

▸ Les « fruitées » très tendance : huiles essentielles de citron, orange, bergamote, mandarine (les enfants l'adorent), ou encore pample-mousse ou clémentine — pas d'exposition au soleil après l'applica-tion des huiles aromatiques aux huiles essentielles d'agrumes !

▸ Si vous voulez rafraîchir : quelques gouttes d'huiles essentielles de menthe.

▸ Si vous voulez réchauffer : thym, cannelle ou térébenthine.

À savoir

Attention : ne jamais utiliser ces huiles essentielles directement sur la peau sous peine de se « glacer » ou se « brûler ».

Les sérums aromatiques

Les sérums aromatiques sont particulièrement riches en huiles essen-tielles régénératrices (plus ou moins 30 %) et en huiles nourrissantes (vitamines E) ; ils corrigent, nourrissent et régénèrent.

Dans 10 ml d'huile de germe de blé, 10 ml d'huile de millepertuis et 30 ml d'huile de noisette, de noyaux d'abricots, de chanvre, de macadamia ou autre huile fine, ajouter :

▶ rose 1 goutte, bois de rose 15 ml, romarin 8 ml, pour un sérum aromatique « tonic », un sérum vivifiant du matin ;

▶ rose 1 goutte, bois de rose 15 ml, néroli 1 ml, petit grain 5 ml, marjolaine 10 ml, pour un sérum aromatique « relax », un sérum décompressant pour le soir ;

▶ rose 1 goutte, bois de rose 15 ml, menthe 4 ml, romarin 5 ml, verveine 1 ml, pour un sérum aromatique « fresh », un sérum rafraîchissant d'été pour femmes et hommes ;

▶ rose 1 goutte, bois de rose 15 ml, géranium 10 ml, santal 3 ml, pour un sérum aromatique « confort » (toutes dermatoses, contre les vergetures, remarquable contre les brûlures).

Huiles précieuses pour le visage

Régénérateurs et antirides puissants, elles constituent les plus merveilleux produits de soin pour le visage et pour toutes peaux.

Huile précieuse à la rose

10 ml d'huile de germe de blé, 20 ml d'huile de millepertuis, 30 ml d'huile de sésame ou noisette, 15 ml d'huile essentielle de bois de rose ou de géranium rosat, 1 ml de rose. Appliquer matin et soir régulièrement sur le corps, le visage et les cheveux : remarquable huile régénaratrice tous usages.

▣ Cure de régénération antirides

Matin et soir pendant au moins trois semaines (les messieurs l'apprécient également !) : 5 à 7 gouttes matin et soir de la friction coup d'éclat (cf. p. 41) sur le visage en tapotant, éviter le contour des yeux, précédant l'application d'un sérum ou de l'huile précieuse à la rose ; légère, fine, très riche en huiles essentielles, cette dernière pénètre immédiatement.

- ▶ Pour des peaux fatiguées, couperosées : hydrosol de sauge ou armoise et friction coup d'éclat et huile aromatique visage ou huile précieuse à la rose.

- ▶ Pour peaux acnéiques : hydrosol de cèdre, friction coup d'éclat et sérum confort, après-rasage aromatique ou super-sérum.

À savoir

Une desquamation peut se produire dans les dix premiers jours d'utilisation de la friction coup d'éclat suivie de l'huile aromatique visage : elle est sans inquiétude, les cellules à moitié mortes s'éliminent plus vite, et la nouvelle peau réapparaît plus fine, nourrie et régénérée : c'est la puissante action régénératrice de cette « super » cure antirides.

Huiles aromatiques pour le contour des yeux

Le meilleur produit de beauté pour les yeux est l'huile de germe de blé. Un secret : ouvrir une capsule d'huile de germe de blé, et l'appliquer en tapotant, c'est le contour des yeux le moins cher du marché et le plus efficace !

Sérum « contour des yeux », tonifiant : huile de germe de blé 90 ml, huile de massage 5 ml, huile essentielle de lavande 5 ml, huile essentielle de rose 0,5 goutte, huile essentielle de bois de rose 8 ml — si une rougeur apparaît (fréquente sur des contours des yeux fragiles) diluer cette composition dans 100 ml d'huile de germe de blé.

Huiles aromatiques pour les cheveux

Pour embellir les cheveux secs, un bain d'huile avant le shampooing, laisser agir quatre à douze heures ; agiter avant l'emploi, bien masser longuement cuir chevelu et longueurs.

100 ml d'huile de coco, 30 ml huile de germe de blé, 10 ml d'ylang-ylang, 5 ml de cèdre, 3 ml de thym et 5 ml de sauge. L'huile d'olive peut aussi remplacer l'huile de coco et l'huile de germe de blé.

La friction spéciale cheveux s'applique sur le cuir chevelu en général deux fois par semaine et l'huile aromatique spéciale cheveux en massage précédant le shampooing ; le traitement peut être complété par l'hydrosol de cèdre ou de thym en lotion cheveux, chaque jour.

▶ Contre la chute des cheveux : friction spéciale cheveux et hydrosol cèdre et thym et sauge, levure vivante (philaromal de Dietaroma) et drainage du foie (jus de radis noir et artichaut) pendant trois à six semaines.

▶ Rinçage des cheveux après le shampooing : l'hydrosol de camomille pour les cheveux blonds ; l'hydrosol de cèdre et de lavande comme démêlant-assouplissant ; l'hydrosol de cèdre, de sauge, de thym et de lavande pour la beauté des cheveux.

▶ Composition antipoux et lentes : géranium 10 ml, lavande 10 ml, sauge 10 ml, tanaisie 5 ml, 20 gouttes le soir pendant sept jours puis une fois par semaine pendant trois semaines.

Huiles aromatiques pour les pieds

Soulage les pieds « qui chauffent », transpirants ou congestionnés.

20 ml d'huile de germe de blé, 80 ml d'huile de sésame ou d'olive ou d'amandes, 3 ml de menthe, 15 ml de lavande, et 5 ml de sauge.

▶ Mycoses, pieds glacés, pieds chauds : en traitement externe et interne, utiliser les frictions « circulation », ou encore le mélange à parts égales de sauge, lavande, géranium et menthe douce, ou tea tree et sauge à parts égales pour les mycoses.

▶ L'hydrosol de menthe rafraîchit après l'exposition au soleil, ou un échauffement suivant une longue marche... À appliquer en vaporisation.

Huile aromatique pour les ongles

Pour revitaliser les ongles cassants, fragiles, fendus, mous.

▶ Bain d'huile cinq à dix minutes par jour pendant une à trois semaines : 1 cuillère à soupe d'huile d'olive, jus d'un citron et 1 goutte d'huile essentielle de citron.

► Prendre des oligoéléments, du jus de prêle, d'ortie, et des jus de légumes frais et crus ou, à défaut, une cure de Green Magma (jus d'herbe de blé), tous ces éléments étant particulièrement reminéralisants.

Après-rasages aromatiques

Naturels, sans alcool, régénérateurs et « antirides ».

► « Sérum » après-rasage aromatique : dans 20 ml d'huile de germe de blé, 30 ml d'huile de noisette ou de macadamia, 20 ml d'huile de millepertuis, ajouter les huiles essentielles suivantes : 0,5 ml de rose, 20 ml de romarin, 10 ml de lavande fine, 0,5 ml de verveine et quelques gouttes de menthe douce ou poivrée ; quelques gouttes après le rasage adoucissent, rafraîchissent et nourrissent la peau, sans graisser. 1 ou 2 gouttes de vétiver ou de coriandre « masculinisent » encore plus votre composition.

► « Super-sérum » aromatique et antirides : dans un mélange synergique d'huiles de macadamia, de noisette et de millepertuis pour 80 ml, ajouter 2 ml de lavande fine, 3 ml de muscade, 2 ml de géranium bourbon, 1 ml de clous de girofle, 6 ml de romarin, 2 ml de menthe douce et poivrée, 0,5 ml de rose. L'odeur tonique et fraîche des huiles essentielles choisies plaît aux messieurs !

► L'huile essentielle de lavande ou de lavandin est un super-cicatrisant qui calme le feu du rasoir et toutes les irritations : appliquer quelques gouttes directement sur la peau.

► L'hydrosol de lavande est un hydrolat non gras qui apaise et rafraîchit ; à utiliser en vaporisation ou en lotion.

► Lotion tonique : hydrosols de lavande, de sauge, de thym et d'églantier, apaise et repose les peaux fatiguées. Faire suivre de quelques gouttes de sérum après-rasage aromatique.

© Eyrolles Pratique

- Lotion tonique et décongestionnante pour la peau : hydrosol de lavande, de romarin, de menthe et de laurier à parts égales.
- Le « coup d'éclat » aromatique pour messieurs : 35 ml d'huile essentielle de bois de rose, 20 ml de cèdre, 30 ml de lavande fine, 10 ml de géranium rosat et bourbon, 5 ml de muscade, et 1 ml de rose : c'est la friction coup d'éclat pour hommes aux super-propriétés antirides.

« Toniques » visage

Ils se préparent avec les hydrosols, des hydrolats ou eaux florales provenant uniquement des vingt premiers litres d'eau de chaque distillation de plantes aromatiques non traités, certifiés biologiques et distillés à l'eau de source.

▣ Comment les utiliser ?

En vaporisation ou tapoter l'hydrosol sur le visage, sécher avec un mouchoir de papier avant d'appliquer les différents sérums et huiles aromatiques.

- Pour le visage, régénérateur et lotion tonique spécifique pour tous les types de peaux : lavande, thym, romarin, sauge, églantier, carotte, cèdre, camomille.
- Pour calmer le feu du rasoir : lavande, achillée millefeuille, églantier.
- Dermatoses et cicatrices : cèdre et églantier ou lavande.
- Pour les cheveux (assouplit et les rend soyeux) : thym et cèdre.
- Pour aider à la repousse : thym, cèdre et sauge.
- Rinçage pour cheveux blonds : camomille.
- Pour les yeux, adoucissant à utiliser en compresse : bleuet ou sureau ou camomille.

▣ Quelques recettes de lotions toniques pour le visage

- Peau sèche : lavande, romarin et thym ou églantier et camomille.
- Peaux ridées : romarin, sauge et lavande ou églantier et lavande.
- Peaux acnéiques : cèdre, thym et lavande ou cèdre seul.
- Peaux irritées : lavande, camomille, achillée millefeuille, mélisse, carotte.

- ▶ Après-rasage : hydrosol romarin et lavande.
- ▶ Après soleil : hydrosol menthe et lavande.
- ▶ Pour les jambes lourdes : hydrosol menthe.
- ▶ En rinçage des cheveux : hydrosol cèdre et thym.
- ▶ Spécifique des cheveux blonds : camomille.

■ Compresses pour les yeux

Pour décongestionner les yeux fatigués, irrités, gonflés, utiliser uniquement des hydrosols – jamais d'huiles essentielles dans les yeux ou sur les yeux ! – et uniquement l'hydrosol de bleuet ou bleuet-camomille ou sureau.

Imbiber la compresse avec l'hydrosol de bleuet, de camomille ou de sureau. Appliquer sur les yeux, conserver cinq à dix minutes. Renouveler la compresse si nécessaire.

À savoir

Pour revitaliser le contour des yeux, il suffit de tapoter le contour des yeux avec quelques gouttes d'huile de germe de blé.

■ Compresses contre les brûlures

Ne jamais appliquer sur les yeux !

L'huile essentielle de lavande calme et cicatrise les brûlures et l'huile de millepertuis adoucit, calme et soigne les brûlures.

Composition remarquable contre les brûlures

Huile essentielle de lavande 10 gouttes et huile essentielle de géranium 5 gouttes et huile essentielle de romarin 5 gouttes dans 20 ml d'huile de millepertuis ou encore l'huile précieuse à la rose (huile de millepertuis, de noisette, huile essentielle de géranium et de rose) ou encore le sérum confort.

À alterner avec les cataplasmes d'argile verte, rouge ou blanche, souverains pour les brûlures.

© Eyrolles Pratique

Pour les brûlures des paupières et des yeux

Les premiers jours, mettre un blanc d'œuf frais battu sur l'œil et changer dès qu'il est transformé en « meringue », puis dans les jours suivants, appliquer des cataplasmes d'argile (uniquement une argile blanche), protégés de l'œil par une gaze.

Huile de millepertuis

L'huile de millepertuis en application répétée résorbe les problèmes de brûlures, c'est l'huile rouge des grands-mères de Suisse ou de Provence.

Comment préparer la double macération d'huile de fleurs de millepertuis ?

En juin ou juillet, remplir un bocal de fleurs de millepertuis juste ouvertes et cueillies après le lever du soleil. Recouvrir d'huile d'olive à moins de 0,5 % d'acidité. Laisser au soleil pendant quinze jours, enlever les fleurs en les pressant et remettre des fleurs fraîches dans la même huile, faire macérer encore quinze jours au soleil ; filtrer et mettre en flacon de verre teinté.

Légèrement photosensibilisante, l'huile de millepertuis favorise et accélère le bronzage, à appliquer toutes les deux heures sur la peau mouillée, en sortant de la mer — c'est ma recette pour les Brésiliennes ! Elle réduirait aussi une partie des douleurs vertébrales (d'après le docteur Breuss, 1920) et, en complément alimentaire, elle aurait d'étonnantes vertus antidéprimes : c'est un antidépresseur naturel !

Fumigations

Avant les soins du visage et les vaporisations, elles se pratiquent pour préparer la peau du visage, du cou et du buste à recevoir un soin, un masque, une ampoule régénératrice ou un sérum.

La fumigation consiste à associer quelques gouttes d'huiles essentielles à la vapeur d'eau chaude : c'est un bain de vapeur du visage. D'ailleurs, lorsque vous faites une inhalation à vocation respiratoire, vous noterez que la peau se nettoie !

À la maison, utiliser un récipient d'eau très chaude, un inhalateur sans embout nasal, un « vapomasque », ou encore un bol d'eau chaude, dans lequel vous ajoutez les huiles essentielles choisies. Présenter le visage au-dessus du récipient et couvrir la tête d'une serviette, comme pour un bain de vapeur ou une inhalation, pendant trois ou quatre minutes.

Avant un soin pour dilater les pores, 5 à 10 gouttes d'un des mélanges suivants :

- ▸ Toutes peaux : genièvre ou cèdre.
- ▸ Peaux acnéiques : genièvre, cèdre ou citron, ou encore thym doux et citron.

Pendant ou après le soin pour refermer les pores :

- ▸ Peaux sèches : lavande, bois de rose et géranium.
- ▸ Peaux grasses : lavande, bois de rose et citron.
- ▸ Peaux ridées : romarin, bois de rose et santal.
- ▸ Peaux congestionnées : cyprès, lavande et bois de rose.
- ▸ Peaux irritées : bois de rose, lavande et camomille.
- ▸ Toutes peaux : sauge et lavande.

Gommages aromatiques

Les gommages s'utilisent avant le masque sur une peau préalablement nettoyée. À base de céréales ou de coques d'oléagineux légèrement abrasives, ils permettent un bon nettoyage en profondeur et précèdent l'application d'un masque nettoyant ou régénérateur et nourrissant.

Gommage aromatique

Appliquer une couche plus ou moins fine de la préparation, conserver quelques minutes puis masser gentiment en rond les différentes parties du visage pour faire « desquamer » la peau et éliminer le gommage. Rafraîchir avec une pulvérisation d'un hydrosol de sauge ou de lavande par exemple.

Ingrédients : son d'amandes, grains de sarrasin ou de quinoa ou encore coques de noisette finement broyées, des hydrosols pour former la pâte — l'hydrosol de lavande est idéal, et quelques huiles essentielles spéciales visage, 2 à 4 gouttes.

Gommage aromatique très nettoyant

2 cuillères à soupe de son d'amandes, de l'eau filtrée ou de l'hydrosol de lavande ou sauge pour faire une pâte épaisse, ajouter 2 gouttes d'huile essentielle de lavande et 1 de genièvre. Appliquer comme précédemment indiqué.

Gommage aromatique pour peaux fragiles

1 ou 2 cuillères à soupe de quinoa passé au mixer, préparer la pâte avec de l'hydrosol de lavande, carotte ou camomille, ajouter 1 goutte d'huile essentielle de bois de rose ou 2 de lavande. Appliquer comme indiqué.

Masques

Les masques au miel, à l'argile et aux huiles essentielles permettent d'assainir et de lisser la peau du visage.

Masque au miel

Dans 3 cuillères à soupe de miel, ajouter 1 à 5 gouttes des huiles essentielles choisies en fonction de l'effet désiré. Mélanger. Poser sur le visage, le cou et le buste. Conserver sept à quinze minutes environ, rincer à l'eau tiède puis fraîche.

▶ Miel et huile essentielle de citron : pour les peaux grasses et irritées.

▶ Miel et huile essentielle de bois de rose ou géranium : adoucissant et lissant.

▶ Miel et huile essentielle de romarin : revitalisant.

Masque à l'argile

Dans 3 cuillères à soupe d'argile fine, verte, rose ou blanche, ajouter 1 ou 2 gouttes des huiles essentielles qui conviennent à votre peau. Poser sur le visage. Conserver de trois à quinze minutes en vous détendant. Dès que le masque sèche, le réhumidifier ou l'enlever à l'eau tiède. Faire suivre d'une application de tonique sous forme de vaporisation d'un hydrosol, puis d'une ampoule régénératrice, d'un sérum ou d'une huile aromatique spéciale visage.

Masque pour peaux grasses

Dans 2 cuillères à soupe de miel non chauffé, ajouter 2 gouttes d'huile essentielle de citron et 5 gouttes d'huile essentielle de lavande, sept à quinze minutes de pose.

Masque nettoyant

3 gouttes d'huile essentielle de genièvre, 6 gouttes d'huile essentielle de lavande. Ajouter dans 2 cuillères à soupe de miel non chauffé. Excellent masque pour les peaux acnéiques.

Masque toutes peaux

2 gouttes d'huile essentielle de citron. Mélanger à de l'argile verte, rose ou blanche, en poudre, avec de l'eau en quantité suffisante pour obtenir une pâte moyennement épaisse. Poser sur le visage sept à quinze minutes. Rincer à l'eau.

Masque « antirides »

Huiles essentielles de romarin et de bois de rose, 3 gouttes de chacune. Ajouter dans 2 cuillères à soupe de miel, conserver cinq minutes au moins. Rincer à l'eau tiède, puis froide.

Masque pour les yeux fatigués

Argile blanche diluée à l'eau, appliquer un bon centimètre sur une compresse et poser sur l'œil fermé et la paupière, conserver quinze minutes à une heure. Alterner avec des compresses d'hydrosol de bleuet, remarquable pour calmer les yeux fatigués (congestion, irritation, ordinateur) ou encore hydrosol de sureau ou de camomille.

Cascades vivifiantes au Brésil

La forêt brésilienne est encore une autre de mes destinations de prédilection. Là-bas, la beauté se fait plus charnelle et plus tropicale, débordant d'une énergie solaire. Les Indiennes ashaninca vont, plusieurs fois par jour, à la cascade pour se rafraîchir sous ses eaux tonifiantes. Au milieu d'une nature exubérante, parmi les hauts rochers et les mousses, elles se régénèrent dans l'éblouissement d'une lumière équatoriale. Leurs seuls produits de beauté viennent de la nature, plantes odorantes pilées, argiles, céréales séchées, fruits, ou encore une poudre orange, extraite de l'urucum[1], dont elles font grand usage, pour se peindre le visage, et même assaisonner leur cuisine — voilà donc un produit de beauté si pur qu'il peut aussi se manger ! Ces Indiennes ont une beauté saine, une beauté dans la liberté, comment le dire autrement ? Une extraordinaire beauté pure de nature, une beauté de grand air, dont leurs sens s'étourdissent. En Amazonie, les femmes vivent dans la complicité des esprits et sous la dictée des étoiles, conscientes qu'elles purifient leur âme dans leur union de simplicité avec les mystères de la nature. Bien des fois, je les ai accompagnées jusqu'à la cascade, et j'ai connu, moi aussi, la douce ivresse de me sentir portée par l'ampleur d'un paysage, et bousculée par la merveilleuse bénédiction d'une eau sauvage tombée de la montagne.

Hygiène féminine : injections vaginales, lavements

Seules deux huiles essentielles s'utilisent en hygiène féminine : la lavande et le géranium.

> ▸ En injection vaginale : 5 gouttes d'huile essentielle de lavande ou 3 gouttes d'huile essentielle de lavande et 3 gouttes d'huile essentielle de géranium.

1. Aller sur *www.guayapi.com*

- ► Hygiène féminine : poser 3 à 4 gouttes d'huile essentielle de lavande fine sur tampons et serviettes hygiéniques.
- ► En lavements : ajouter à l'eau 1 cuillère à café d'huile d'olive et 5 à 10 gouttes d'huile essentielle de lavande ou géranium ou le mélange des deux ; même recette pour l'irrigation colonique en institut spécialisé.

Femme, femme...

Le jour où tu sens rayonner dans ton corps les doux filaments blancs et brillants de tes méridiens intérieurs (manifestations lumineuses de ton esprit), le jour où tes corps subtils s'éveillent à leur sensibilité et leur intuition, le jour où s'éclaire le savoir secret des femmes qui t'ont précédée, le jour où s'unissent tes cœurs d'enfant, de mère ou d'amante, le jour où se lit sur ton visage la beauté de ta liaison avec cet exceptionnel ami-amant-confident-protecteur, que l'on pourrait nommer Dieu... Alors tu deviens, tu es... Femme !

Femme de la vie, du beau chemin. Femme de l'amour. Femme dans l'aura, dans l'espace, dans l'enceinte, dans le ventre de laquelle on naît, on aime, on est, on vit.

Femme, tu es l'amour, puisque tu sais tout donner.

Composer son parfum

« Toute lampe est une plante. Le parfum est de la lumière. »

Victor Hugo

*« Le parfum de la sagesse remonte le vent ; dans toutes les directions
l'homme sage répand le parfum de sa vertu. »*

Bouddha

Histoire du parfum

« Parfum » est le nom d'êtres célestes, les gandharas (bouddhisme
tibétain), qui se nourrissent de suaves émanations pour entrer en
relation avec la force vitale ou souffle.

Les essences de parfums étaient extraites et mêlées dans les temples
où les déesses étaient censées éclipser toutes les femmes par leur
parfum. La subtilité impérissable et réelle du parfum des déesses
s'apparente à la présence spirituelle et à la nature de l'âme. Parfum-
purification, il représente la perception de la conscience (encens).

Le parfum et les odeurs ont un pouvoir sur le psychisme, apparition
d'images, rêves significatifs, émotions, désirs (docteurs Fretigny et
Viviel).

Le parfum perçu un jour s'archive dans le subconscient. Vingt ans après,
le même parfum, sans nullement faire appel à la mémoire, nous
replonge instantanément dans l'état émotionnel ressenti lors de la
première perception de cet effluve.

Parfum d'encens, parfum des sens… toutes les essences et huiles…
essentielles entrent dans la composition des parfums : ce sont les
« bases » des parfums.

▣ Ingrédients

Des huiles essentielles, de l'alcool à 70 %, un fixateur de parfum.

95

Préparation d'un parfum de toilette

- 1 à 15 ml du mélange d'huiles essentielles de votre inspiration pour constituer votre « base » ;
- 100 ml d'alcool à 70° ;
- un flacon de verre teinté ;
- 2 gouttes d'huiles essentielles de sauge sclarée comme fixateur naturel ;
- mélanger et laisser reposer quinze jours à l'abri de la lumière et de la chaleur avant de filtrer.

La même base 1 à 15 ml mélangée à 250 ml d'alcool fera une eau de toilette. L'ambre, le musc et la civette étaient et sont parfois encore employés en parfumerie comme fixateurs. Souvent les fixateurs actuels sont des produits de synthèse.

À savoir

Une eau de toilette, c'est 6 à 10 % d'huiles essentielles dans de l'alcool,

un parfum de toilette, c'est 10 à 15 % d'huiles essentielles,

un parfum, c'est de 15 à 30 %.

Conseils et recettes

Dans votre « base » de parfum, utilisez avec parcimonie les huiles essentielles suivantes, du fait de leur grande puissance olfactive : cannelle, bergamote, girofle, thym, gingembre, origan, menthe...

Pour composer votre « base »

- Choisissez des huiles essentielles douces et fleuries : lavande, verveine, bois de rose, santal, rose, hélichryse, citron, géranium, ylang-ylang, vétiver.

- Ajoutez goutte à goutte (et en les notant) les huiles essentielles de votre inspiration. Pour les essences fortes simplement un vingtième de la base de départ (girofle, cannelle, néroli, rose, gingembre...).
- Pensez à noter votre composition !

Exemple n° 1 : base douce, féminine et enveloppante

- Géranium 7 ml, verveine 4 ml, cèdre 3 ml.
- Ajouter 10 gouttes d'huile essentielle de rose.
- Ajouter 2 gouttes d'huile essentielle de sauge comme fixateur.

Géranium, verveine, bois de rose et rose ont des parfums voisins qui se renforcent dans la même gamme d'odeur.

Exemple n° 2 : base capiteuse, orientale, suave

- Santal 10 ml, cèdre 5 ml.
- Ajouter 5 gouttes d'essence de sauge comme fixateur.
- Ajouter quelques gouttes de citron pour rafraîchir cette base orientale, ou quelques gouttes d'ylang-ylang ou de cannelle pour la renforcer.

Médecins, poètes et mystiques

Dans nombre de religions, les prêtres étaient guérisseurs ; le carré des simples du Moyen Âge illustrait l'herbier médicinal d'une civilisation ; toujours, l'odeur a influé sur le développement spirituel, dont témoignent les expressions odeurs sacrées ou odeur de sainteté.

« Je ne savais pas si je respirais de la musique ou si j'entendais des parfums ou si je dormais dans les étoiles » (Maupassant). Dans Le Cantique des Cantiques, l'épouse s'enduit de parfums, encens et myrrhe pour rencontrer l'époux et exalter sa propre essence lors de ses noces spirituelles... À la quatorzième station du Chemin de Croix, sainte Lydwine de Scheledam (1443) meurt dans un ravissement et son corps répand alors une merveilleuse odeur, la sainte devenant ainsi une métaphore sublime de la fleur.

De tout temps, avant les cérémonies, druides, prêtres, moines et officiants de toutes les religions utilisent des plantes odorantes pour se purifier (la sauge et l'armoise qu'emploient les druides sont aussi les plantes des cérémonies religieuses des Indiens du Nord). En Orient, on brûle l'encens, la myrrhe, le cèdre et le santal. Le célèbre parfum égyptien, le kyfi, savant mélange de jasmin, de rose, de coriandre, de nard, de myrrhe, de cannelle, de roseau aromatique et de cassier, constitue le chrême avec lequel on enduit le tabernacle : Dieu lui-même aurait ordonné à Moïse de l'emporter dans ses bagages. Dans les rites funéraires, le santal dédié à Vénus est utilisé pour embaumer les corps afin de leur faciliter la route vers une autre vie.

Comment pourrait-on douter encore des vertus des parfums quand, dans toutes les civilisations et partout dans le monde, on recourt ainsi aux effluves odorants pour favoriser les dispositions spirituelles et la méditation ? Nous pourrions multiplier les exemples, les parfums ont dans l'histoire une action purificatrice déterminante aussi bien sur le corps que sur l'âme.

© Eyrolles Pratique

Partie III

Huiles essentielles et hydrosols pour une beauté ultranaturelle

Armoise

Artemisia Vulgaris, astéracée

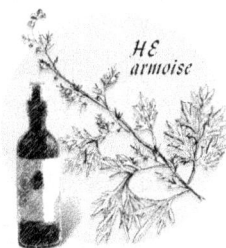

Histoire de la plante

On parle déjà d'armoise dans les rites de purification des Amérindiens avec les *smudge sticks* faits d'armoise compressée, un objet rituel proche de celui qu'utilisent les Chinois, les moxas, pratiqués pour réveiller les points d'acupuncture. Aménorrhée et dysménorrhée sont atténuées par l'armoise, précise le *British Herbal Pharmacopoeia*.

Comme la sauge, l'armoise est une des plantes poussant partout (ou presque) dans le monde. Aux États-Unis on l'a souvent appelée *wild sage*, « sauge sauvage », bien que les familles d'armoise et de sauge soient différentes ; en Europe, elle était censée protéger des méfaits du diable... Depuis des millénaires, de l'est à l'ouest du monde entier, on lui prête un rapport à la « purification » et au « sang » !

Emploi

L'huile essentielle pourrait être classée parmi les toxiques de par sa composition (thuyone) ; elle n'est jamais utilisée en aromathérapie, très peu en parfumerie du fait de son coût de distillation excessivement élevé.

Hydrosol d'armoise

▸ S'utilise essentiellement en boisson draineuse et nettoyante du sang, dans les cas de circulation du sang difficile, couperose, cellulite, varices et varicosités, perturbations du cycle de la puberté à la ménopause...

- ▶ 5 cuillères à soupe d'hydrosol dans 1,5 litre d'eau à boire dans la journée, en cure de trois semaines (en alternance avec l'hydrosol de sauge officinale), à renouveler régulièrement plusieurs fois par an selon les besoins.

- ▶ Une lotion tonique pour le visage d'hydrosol d'armoise est un spécifique des peaux couperosées ou irritées, en synergie avec l'hydrosol de lavande, ou encore l'hydrosol de rose églantier ou rose sauvage.

© Eyrolles Pratique

Bergamote

Citrus Bergamis, rutacée

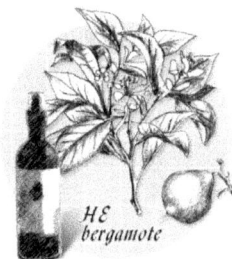

Histoire de la plante

Le bergamotier est un arbre de 3 ou 4 mètres de haut. Sauvage en Italie et en Sicile, il est cultivé en Afrique. Il provient d'une greffe d'oranger bergamote et de limettier (citron vert). Depuis le XVIe siècle, l'huile essentielle de bergamote est obtenue par pression à froid du zeste frais.

Propriétés

Antiseptique et antispasmodique.

Indications

Coliques et infections intestinales.

Emploi

Grog aromatique, usage interne, jamais de friction (l'huile essentielle de bergamote est photosensibilisante et peut provoquer l'apparition de taches sur la peau, principalement lors d'une exposition au soleil).

- ▶ Superbe grog aromatique adoucissant : bergamote et sapin ; un grog calmant et réparateur du sommeil : bergamote, orange et marjolaine.

► Mélange pour diffuseur « ambiance Noël » orange, mandarine, pin sylvestre, bergamote et sapin : excellent calmant respiratoire sans odeur d'eucalyptus.

Bleuet

Centorea Cyanus, astéracée

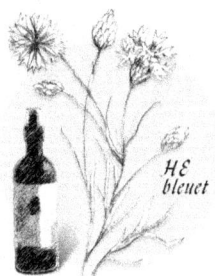

Histoire de la plante

Jolie fleur bleue qui pousse sauvage dans de nombreux pays du monde, principalement dans les champs de céréales. On distille la plante entière ; seule l'eau florale de bleuet sera récoltée à la sortie de l'alambic. Il n'existe pas d'huile essentielle de bleuet.

Emploi de l'hydrosol seulement

Une seule utilisation remarquable pour cet hydrosol de bleuet : il décongestionne les yeux fatigués, gonflés, irrités. Il s'utilise en compresses directement sur les yeux. Les compresses de bleuet peuvent alterner avec des cataplasmes d'argile blanche (uniquement) pour soigner les suites de brûlures. Dans ce cas, mettre une gaze entre l'œil et le cataplasme. L'hydrosol de bleuet décongestionne et apaise donc l'œil (conjonctivite, gonflement, orgelets, paupières et peaux irritées, fatigue de l'œil).

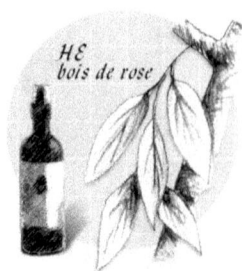

Bois de rose

Aniba Rosaedora, lauracée

Histoire de la plante

Originaire des pays tropicaux, principalement du Brésil, le bois de rosier donne des bois et des feuilles totalement différents des rosiers-fleurs que nous connaissons. L'huile essentielle de bois de rose est obtenue par distillation des bois de rose. C'est l'huile numéro un de la peau (en association avec la rose), grandement utilisée en cosmétologie et en parfumerie. En Amazonie, nous choisissons la provenance de bois de rose chez les producteurs qui ont pris le parti de « replanter » cinq arbres chaque fois qu'ils en coupent un pour la distillation. On pourrait peut-être distiller les feuilles à la place du bois et les propriétés en seraient très voisines. L'université de São Paulo a déjà fait quelques travaux de recherche sur cette question.

Propriétés

Adoucissant, puissant régénérateur tissulaire (avec rose), raffermissant des tissus.

Indications

Peaux atones et fatiguées, fragiles et irritées, atténuation des vergetures, cicatrisation et traitement des cicatrices chéloïdes (avec rose, lavande et géranium).

Emploi

Frictions et diffusion en synergie, huile pour le corps et le visage, pas d'usage interne.

▶ 4 ou 5 gouttes d'huile essentielle de bois de rose, une ou deux fois par jour sur la peau nettoyée, régulièrement ou au moins en cure de trois à six semaines plusieurs fois par an. Lui préférer l'association rose et bois de rose, plus efficace et régénérateur antirides puissant !

▶ Huile extrêmement régénératrice et raffermissante : mélanger 100 ml d'huile de germe de blé et noisette, ajouter 15 ml d'huile essentielle de bois de rose, 15 ml de géranium rosat et 1 goutte d'huile essentielle de rose (on peut ajouter quelques gouttes de romarin, menthe, néroli ou cannelle pour parfumer selon ses goûts et ses aspirations).

▶ Bains : 10 gouttes d'huile essentielle de bois de rose dans 2 cuillères à soupe de lait en poudre ou algues vertes à mélanger à l'eau de bain.

▶ Bains adoucissants : 5 gouttes d'huile essentielle de bois de rose et 5 gouttes de lavande (ou géranium) dans 3 cuillères à soupe de poudre de lait : des bains de volupté !

▶ Vaporisation ou massage (après un masque)
Peaux sèches : lavande, bois de rose, géranium.
Peaux grasses : lavande, bois de rose, citron.
Peaux ridées : bois de rose, romarin, santal.
Peaux irritées : bois de rose, lavande, camomille.

▶ Laits parfumés « après bains, après soleil » :
250 ml de lait corporel neutre, 5 ml de bois de rose, 10 ml de géranium.
À la rose 250 ml de lait corporel neutre, 10 ml de bois de rose, 1 ou 2 gouttes de rose.

▶ Eau de toilette
250 ml d'alcool à 70°, 15 ml de bois de rose et 1 ml de rose.

▶ Parfum de toilette
100 ml d'alcool à 70°, 10 ml de bois de rose, 10 gouttes de rose (voir parfums pour la fabrication).

Utilisation pratique de l'huile essentielle de rose

Pour faciliter les dosages en gouttes et demi-gouttes, préparez un flacon de 10 ml d'huile essentielle de bois de rose, 1 ml d'huile essentielle de rose.

Chaque fois que vous devez utiliser 1 goutte d'huile essentielle de rose, utilisez 10 gouttes de votre mélange.

Les sérums aromatiques et les abo (*aromatic body-beauty oils* de jem'aimessence®), ou mes huiles précieuses, sont tous formulés à base d'huile essentielle de rose damascena et centifolia, de provenance de culture biologique.

Hydrosol de rose sauvage ou églantier

▶ Parfait tonique visage pour toutes peaux.

▶ Entre dans toutes les compositions de tonique pour le visage.

▶ S'utilise avec l'hydrosol de lavande pour la peau des bébés.

▶ En boisson de santé : l'hydrosol d'églantier, rose sauvage, s'utilise à raison de 5 cuillères à soupe dans 1,5 litre d'eau, à boire dans la journée. Calmant et équilibrant. Les Japonaises prétendent que « l'hydrosol d'églantier donne de la joie au cœur le matin ».

© Eyrolles Pratique

Camomille

Matricaria Chamomilla, astéracée

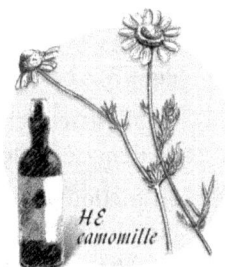

Histoire de la plante

La camomille romaine, à fleur double et blanche, et la camomille allemande, à fleur simple, petite et jaune, sont les seules officinales. La camomille romaine est cultivée principalement en Maine-et-Loire. Galien rappelle que les sages d'Égypte la dédièrent au soleil pour son efficacité contre les fièvres ! La fleur de camomille ressemble à un soleil. La symbolique de la camomille évoque l'éveil, l'ouverture, la créativité. L'huile essentielle de camomille contribue à l'ouverture des chakrâs et à un sentiment de protection.

Propriétés

Antispasmodique, sédative et adoucissante.

Indications

Sinusite et sinusite chronique, migraines, névralgies faciales, céphalées, choc, vertiges, irritabilité, allergie.

Emploi

Frictions et diffusion en synergie, usage interne, grog aromatique et huile de massage.

▸ Laper 1 goutte trois fois par jour, ou ajouter dans l'eau et le miel.

- ▶ Frictions beauté : 20 gouttes d'un des mélanges suivants, sur les tempes, le front, la nuque, le plexus solaire et la colonne vertébrale, deux fois par jour.

- ▶ L'huile essentielle de camomille s'utilise peu seule, sauf dans les cas de « choc émotionnel » : prendre 1 goutte sur la main et laper.

- ▶ En friction pour favoriser retour sur soi et détente profonde, atténuer les allergies et soulager les sinusites : la composition harmonie (har) (cf. p. 41) est à base d'huiles essentielles de camomille, bois de rose, santal et rose. Deux ou trois applications par jour sont les bienvenues avec 20 gouttes de la composition sur le plexus solaire, la nuque, la base de la colonne vertébrale et la plante des pieds. En cas de sinusite, massage des tempes et du tour des yeux avec quelques gouttes plusieurs fois par jour.

- ▶ Migraines, céphalées, vertiges : 5 gouttes de camomille, 5 gouttes de marjolaine et 5 gouttes de menthe, deux applications par jour sur les tempes, ou encore la friction har (cf. p. 41), ou encore lavande et menthe douce à parts égales.

- ▶ Huile aromatique pour le bain, calmante : huiles essentielles camomille 3 ml, néroli 1 ml, lavande 20 ml dans 60 ml d'huile de germe de blé ou de la poudre de lait, 200 g environ, bien mélanger avant utilisation. C'est le bain d'une reine, celui de la célébrissime Cléopâtre !

- ▶ Huile de massage pour les enfants : 60 ml d'huiles de germe de blé et de noisette ou d'amande douce, 10 gouttes d'huile essentielle de camomille : détente et relaxation pour enfants fragiles et « allergiques ».

- ▶ Diffusion dans l'atmosphère : contre les allergies et pour favoriser la « mise en harmonie et la créativité ». Camomille, bois de rose et cèdre à parts égales. À respirer toute la nuit ou deux ou trois heures par jour. C'est la composition pour diffuseur idéale pour le yoga, la méditation ou la créativité : elle équilibre les énergies physiques, mentales et spirituelles.

© Eyrolles Pratique

Hydrosol de camomille

▶ Rinçage pour les cheveux blonds dont il maintient la blondeur.

▶ En association avec l'hydrosol de thym et de cèdre pour donner souplesse et brillance aux cheveux blonds.

▶ En tonique visage pour les peaux couperosées avec hydrosol de sauge, de lavande et de cèdre.

▶ En boisson calmante : 5 cuillères à soupe dans 1,5 litre d'eau à boire dans la journée, calmant du système nerveux, équilibrant.

▶ En spray dans l'atmosphère (l'huile essentielle s'utilise peu car trop onéreuse pour cet usage). À la mode américaine, un spray d'hydrosol est censé « nettoyer » l'atmosphère, la recharger en énergie et en « symbolique ».

Cèdre

Cedrus Atlantica, conifère

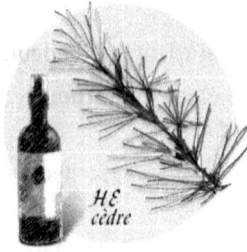

Histoire de la plante

De 20 à 50 mètres de haut, l'arbre que nous connaissons donne une huile essentielle en distillant les aiguilles et les petits-bois concassés. Les Égyptiens embaumaient les momies avec des compositions dans lesquelles le bois de cèdre tenait une grande place. De nos jours, le cèdre (bois et feuilles) entre dans nombre de compositions pour parfums, onguents, crèmes, compositions antimites et pots-pourris...

Propriétés

L'huile essentielle de cèdre provient de la distillation du bois de cèdre (comme tous les bois : santal, térébenthine, bois de rose...) ; elle a une action sudorifique et l'hydrosol de cèdre est astringent.

Antiseptique et astringent.

Indications

Dermatoses, soins de la peau et du cheveu.

Eczéma sec, ulcères, dermatoses, vaginite, gorge, affection du cuir chevelu.

Emploi

- ► Laper 1 goutte trois fois par jour.
- ► Beauté : friction ou application une ou deux fois par jour sur la peau.
- ► Boissons agréables d'hiver, chaudes, remplacent le thé : cèdre et citron, cèdre et géranium, 1 ou 2 gouttes de chacune, dans 1 cuillère de miel et de l'eau chaude. Dégustez le thé aromatique !
- ► Composition pour la peau : bois de rose 15 ml, cèdre 5 ml. Appliquer deux fois par jour quelques gouttes sur la peau nettoyée. Assainit et régénère. Tend à effacer les cicatrices d'acné (en cure de trois à six semaines).
- ► Composition pour les cheveux : cèdre 15 ml, thym 2 ml, ylang-ylang 5 ml, lavande 3 ml, sauge 5 ml. Régénère, assainit et fortifie le cuir chevelu, à utiliser dans tous les cas de chute de cheveux, cheveux mous, atones, fatigués. 100 gouttes par semaine, conserver toute la nuit, faire suivre d'un shampooing. Cette synergie facilite également la repousse du cheveu, à raison de 50 gouttes du mélange deux fois par semaine pendant trois mois minimum, ajouter une cure de vitamines B (levure alimentaire type Philaromal), et un drainage du foie avec jus de radis noir et artichaut, friction min (cf. p. 41), et hydrosol de romarin en boisson quotidienne, 5 cuillères à soupe dans 1,5 litre d'eau, à boire dans la journée.
- ► Compositions pour parfums : santal 10 ml, cèdre 10 ml ou cèdre 5 ml, géranium 5 ml, bois de rose 10 ml dans 100 ml d'alcool à 70° et ajouter le fixateur, soit 1 goutte d'huile essentielle de sauge sclarée (voir parfum p. 98).
- ► Composition pour diffuseurs :
  Antitabac : 5 ml verveine, 5 ml géranium, 5 ml pin, 5 ml cèdre, 2 ml menthe.
  Décontractant respiratoire : verveine, pin, cèdre à proportions égales.

Hydrosol de cèdre

▶ En friction sur les cheveux abîmés, leur redonne tonus et force, favorise la repousse (en association avec l'huile essentielle et traitement interne : préparer une lotion avec 600 ml d'hydrosol de cèdre, 100 ml d'hydrosol de thym, 300 ml d'hydrosol de lavande ou de lavandin ; appliquer matin et soir en frictionnant le cuir chevelu ; ne graisse pas).

▶ Lotion visage et corps pour favoriser une cicatrisation, traiter les dermatoses, l'acné : appliquer en compresses ou vaporiser une à trois fois par jour. Pour des peaux très sensibles, associer l'hydrosol de cèdre et de lavande à parts égales.

Citron

Citrus Limonum, rutacée

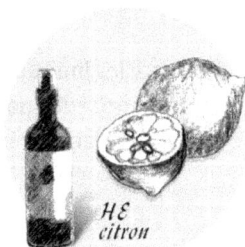

Grâce à ses propriétés nombreuses, l'huile essentielle de citron est une des principales huiles d'une pharmacie naturelle digne de ce nom.

Entre le jus, l'huile essentielle, l'alcoolat ou le macérat de citron, il y a des différences : le jus de citron contient de la vitamine C, au contraire de l'huile essentielle ; l'alcoolat ne conservant que certains principes aromatiques... Quatre préparations, quatre produits distincts aux propriétés variées — et cela est valable pour toutes les plantes et leur mode d'extraction différent.

Histoire de la plante

Originaire de l'Inde, le citron est principalement cultivé dans le midi de l'Europe, en Afrique et en Californie. Les campagnes d'Alexandre le Grand firent connaître les citrus jusqu'en Europe. Un arbre fournit environ 1 500 fruits et il faut 3 000 fruits pour obtenir 1 kg d'essence. L'huile essentielle est obtenue par expression de la partie externe de l'écorce du fruit.

Au début du siècle, femmes et enfants coupaient les citrons en deux, raclaient la pulpe avec une sorte de cuillère aiguisée et stockaient les zestes en les humectant. Les hommes pressaient ensuite ces zestes à la main sur une éponge dont ils exprimaient les liquides dans un seau. On recueillait de l'eau, de l'essence et des débris de zeste qui, filtrés et décantés, donnaient l'essence de première pression.

Propriétés

Renforce les immunités naturelles, tonique du système nerveux sympathique, antiseptique, dépuratif, fluidifiant sanguin, cicatrisant, régénérateur tissulaire, prévient la sénescence.

Indications

Fatigue générale, état de vieillissement prématuré, hypertension, artériosclérose, fragilité capillaire, rides, obésité, cellulite, varices, soins de la peau, éruptions cutanées, dartres, aphtes, séborrhée du visage, engelures, ongles cassants.

Emploi

Application, friction, boisson et grog aromatique.

▶ Amincissement : en cure de trois, six ou neuf semaines. Prendre 1 goutte d'huile essentielle de citron cinq ou six fois par jour et appliquer en friction la synergie suivante : citron, genièvre, géranium et santal à parts égales deux fois par jour, ou encore la friction min (cf. p. 41). Ajouter de l'hydrosol de genièvre, sauge ou armoise en boisson de cure d'élimination.

▶ Friction élimination, 20 gouttes sur les « rondeurs », la poitrine, la nuque et la colonne vertébrale, contrôle du poids, détoxication de l'organisme, soulage les encombrements foie et vésicule biliaire : huiles essentielles de citron, de géranium, de genévrier, de gaulthérie, d'eucalyptus, de santal : 5 ml de chacune, rose et verveine odorante : 1 goutte de chaque.

▶ Cure de printemps : prendre 2 gouttes d'huile essentielle de citron trois fois par jour, en supplément boire trois jus de citron frais pressé dans 2 litres d'eau par jour pendant trois semaines.

▶ Soins de la peau :
– séborrhée, peaux grasses : 2 gouttes de citron, 2 gouttes de genièvre, 5 de lavande, deux applications par jour.
– masque régénérateur toutes peaux : 2 gouttes d'huile essentielle

de citron et de l'eau dans 2 cuillères à soupe d'argile verte.

– dentifrice : 2 gouttes d'huile essentielle de citron, eau, argile : brosser les dents et masser les gencives.

– huile pour ongles fragiles : 10 gouttes d'huile essentielle de citron dans 1 cuillère à café d'huile de germe de blé, masser deux fois par semaine, ou chaque jour si besoin.

▶ Herpès, dartre ou aphte : appliquer simplement 1 goutte sur la peau plusieurs fois par jour.

▶ Beauté : 3 à 5 gouttes sur la peau une ou deux fois par jour (plaies, acné).

▶ Parfums : citron et verveine ou citron et géranium ou citron et ylang-ylang. 15 ml au choix dans 100 ml d'alcool à 70° avec 1 ml de sauge sclarée comme « fixateur » de parfums.

▶ Boissons rafraîchissantes : citron et géranium ou citron et cèdre ou citron et orange ou citron et menthe ou citron et romarin ou encore citron, pin et géranium : le plus tonique ! 1 goutte de chacune avec du miel et de l'eau, à servir sur des glaçons : c'est un long drink aromatique ! 1 goutte de chacune dans du miel et de l'eau chaude pour un grog aromatique !

▶ Aromathérapie culinaire : 1 à 4 gouttes d'huile essentielle de citron dans les sorbets, les flans, les entremets, les crèmes ou les purées de fruits.

À savoir

L'huile essentielle de citron est considérée comme l'huile essentielle numéro un de la femme, à utiliser en cure de trois semaines trois ou quatre fois par an ; elle s'emploie généralement seule et en dehors des repas.

Comme pour toutes les huiles essentielles d'agrumes, on ne consomme le citron que fraîchement distillé (moins de deux ans).

Prendre 1 ou 2 gouttes trois à cinq fois par jour sur la main, dans de l'eau ou du miel.

À propos du jus de citron

Il « éclaire » le regard : 1 goutte de jus de citron dans l'œil, une à trois fois par jour, résout tout problème d'inflammation dans les quelques heures qui suivent. En médecine ayurvédique, on met 1 goutte de jus de citron fraîchement coupé dans chaque œil et chaque jour pour nettoyer l'œil et dynamiser la vue. Idem pour le traitement de la conjonctivite.

Attention : du jus de citron, mais jamais d'huile essentielle de citron dans l'œil !

© Eyrolles Pratique

Cyprès

Cupressus Sempervirens, conifère

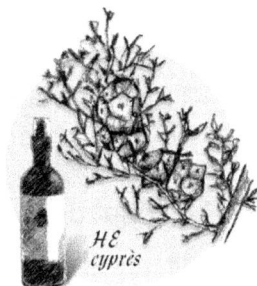

Histoire de la plante

Les Anciens le dédiaient à Pluton, dieu de l'empire des morts ; d'où la coutume de les planter dans les cimetières. Ces grands arbres pyramidaux et toujours verts donnent une huile essentielle obtenue par distillation des noix et des fines aiguilles. L'huile essentielle de cyprès bleu serait considérée comme facteur de stérilité dans les vieux dictons provençaux.

Propriétés

Tonifiant veineux et vasculaire.

Indications

Troubles de la circulation de retour, hémorroïdes, varices, jambes lourdes, transpiration excessive des pieds et pieds chauds.

Emploi

Friction et usage interne. Une bonne friction « circulation » : cyprès, sauge et lavande, 10 gouttes de chacune plus 2 gouttes de menthe.

C'est l'huile essentielle numéro un de la circulation sanguine, interdite à la vente en France sans ordonnance médicale.

Hydrosol de cyprès

L'hydrosol de cyprès améliore la circulation du sang. On l'utilise en cure de trois semaines en alternance avec la sauge et l'armoise, dans tous les cas de problèmes circulatoires récurrents. 5 cuillères à soupe dans 1,5 litre d'eau à boire dans la journée. On ne lui connaît pas d'application esthétique particulière.

Genièvre

Juniperus Communis, cupressacée

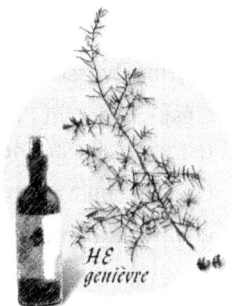

Propriétés

Antirhumatismal (favorise l'excrétion des toxines rénales et de l'acide urique), diurétique (élimine les problèmes de rétention d'eau, favorise l'amincissement).

Indications

Rhumatisme, arthrite, arthrose, douleurs, sciatique, amincissement, rétention d'eau, affections des voies urinaires.

Emploi

Friction, boisson, bain, huile de massage.

C'est réellement l'huile essentielle spécifique des douleurs, des rhumatismes et de l'amincissement !

Prendre 1 ou 2 gouttes trois fois par jour dans de l'eau et du miel.

Beauté : friction deux fois par jour, bain une fois par jour.

▶ Amincissement : 1 goutte genièvre, géranium, citron deux fois par jour dans de l'eau ou du miel.

▶ Friction antidouleur : quelques gouttes de genièvre, gaulthérie, pin, romarin et térébenthine — c'est la friction appelée rhu (cf. p. 41) : appliquer une à trois fois par jour.

▶ Friction amincissante : quelques gouttes de genièvre, bouleau ou gaulthérie, cyprès, géranium, 5 gouttes de chacune et 10 gouttes d'huile essentielle de lavande en friction sur les jambes, fessiers, ventre, bras, deux fois par jour — c'est la friction adoucie min (cf. p. 41).

▶ Bain amincissant : 5 gouttes de genièvre, 5 de géranium et 5 de cyprès dans 2 cuillères à soupe d'algues vertes et 1 cuillère à soupe d'eau de mer lyophilisée ou atomisée (facultatif).

▶ Friction échauffement musculaire : quelques gouttes de genièvre, gaulthérie, pin sylvestre, romarin, térébenthine. S'utilise avant et après l'effort physique — c'est la friction vit (cf. p. 41).

▶ Fumigation : 5 gouttes d'huile essentielle de genièvre dans de l'eau chaude, nettoyant, aseptisant, ouvre les pores avant un soin du visage.

Hydrosol de genièvre

Sucer des baies de genièvre dans la montagne remplace avantageusement bonbons et sucreries...

▶ Boisson idéale pour tous ceux qui veulent « dégonfler », maigrir, éliminer les rétentions d'eau et les rhumatismes... 5 cuillères à soupe d'hydrosol pour 1,5 litre d'eau à boire dans la journée. L'hydrosol de genièvre se boit généralement en alternance avec l'hydrosol de sureau.

▶ En fumigation et en vaporisation, l'hydrosol de genièvre « nettoie » en profondeur les peaux chargées (associé aux hydrosols de cèdre et de lavande).

Une histoire camarguaise

En Camargue, à 20 km de la mer, il existe sept bois d'environ 7 kilomètres de long chacun sur 300 mètres de large, où les arbustes de « genévriers de Phénicie » sont des arbres de 5 ou 6 mètres de haut ! Un processus étrange de croissance « hors saison » des lentilles d'eau douce épisodiques permet au roi de ce désert (nulle autre espèce dans ces bois de Rièges) de régner sur une flore minuscule de salicornes (*enguanes* en provençal), de salsepareilles, lanternes et lentisques (plantes halophiles par excellence). Ce vénérable et étrange *Juniperus phenicea* est égayé pendant dix jours, une fois l'an, d'une floraison enchanteresse de lys des sables, glaïeuls sauvages et asphodèles (fleurs des morts chez les Grecs). De plus, c'est l'endroit unique au monde où les genévriers se sont faits arbres !

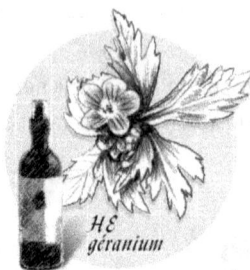

Géranium

Pelargonium Graveolens, géraniacée

Histoire de la plante

On dénombre environ six cents espèces de géraniums ; vingt genres et cinq ou six variétés de *Pelargonium* sont utilisés en thérapie. Les Anciens utilisaient déjà le géranium en médication. Originaire d'Afrique australe, le géranium est cultivé à Madagascar, en Guinée, en Algérie. L'île de La Réunion fut longtemps le premier producteur mondial d'essence de géranium, principalement de géranium Bourbon. L'huile essentielle est obtenue par distillation des cinq variétés de *Pelargonium*. Les parfums doux et suaves ou plus forts et capiteux de certains géraniums en font une des essences les plus utilisées en parfumerie et en cosmétique.

Le géranium Rosat a une odeur voisine de celle de la rose. Le géranium Bourbon est préféré en thérapie. Le géranium Robert, que l'on ne distille plus, utilisé en infusion, possède des propriétés antidiabétiques bien connues. Le géranium représenterait la satisfaction des sens, l'harmonie sexuelle et la joie de donner. Autrefois, il entrait dans la composition de nombreux philtres d'amour. Il entre dans un grand nombre d'huiles de massage, d'huiles aromatiques pour le corps et le visage en synergie avec la rose et le bois de rose.

Propriétés

Tonique, cicatrisant.

Indications

Amincissement, fatigue générale, plaies, brûlures, vergetures, dermatoses, brûlures, zona, eczéma, psoriasis...

Emploi

Friction, diffusion, grog aromatique, lavement, bain, huile pour le corps, parfums.

Prendre 1 ou 2 gouttes trois fois par jour dans de l'eau et du miel ou laper sur la main.

Beauté : friction deux fois par jour, bain, application, diffusion, lotion, boisson.

▶ Friction élimination (cf. p. 41), contrôle du poids, détoxication de l'organisme, soulage les encombrements du foie et de la vésicule biliaire : huiles essentielles de citron, géranium, genévrier, gaulthérie, eucalyptus, santal, rose, verveine odorante... 20 gouttes en friction matin et soir sur le plexus solaire, la nuque, la base de la colonne vertébrale et la plante des pieds en cure de trois semaines, stopper une semaine puis reprendre.

▶ Amincissement : citron, genièvre, géranium, prendre 1 goutte de chacune trois fois par jour et ajouter la friction min élimination (cf. p. 41).

▶ Bain aromatique : géranium, bois de rose, 3 gouttes de chacune dans 2 ou 3 cuillères à soupe de lait en poudre.

▶ Une bonne huile apaisant toutes les dermatoses : dans 100 ml d'huile de germe de blé, ajouter 15 ml de géranium, 15 ml de bois de rose et 1 ml de rose (et 5 ml de santal facultatifs). 5 gouttes de cette huile aromatique parfument et adoucissent le bain. C'est l'huile « confort » par excellence !

▶ Huile de massage : dans 60 ml d'huile de noisette, 20 ml d'huile de germe de blé et 20 ml d'huile de millepertuis, ajouter 5 ml d'huile essentielle de géranium Rosat et 1 ou 2 gouttes d'huile essentielle de rose qui magnifieront encore cette huile de massage remarquable !

▶ Huile aromatique de massage cocoonino de biossentiel® : dans 85 ml d'huiles de macadamia, sésame, noisette et millepertuis, ajouter 5 ml d'huile essentielle de géranium Rosat et Bourbon, 2 ml de camomille romaine, 1 ml de rose et 3 ml de lavande fine.

▶ Sérum soyance, super-régénérateur tissulaire à appliquer sur les dermatoses (rougeurs, démangeaisons, eczémas, brûlures, vergetures, acné et toutes peaux très fragilisées ou sensibilisées) : dans 25 ml d'huile de noisette, 5 ml d'huile de millepertuis, 30 ml d'huile de sésame, ajouter 25 ml d'huile essentielle de lavande fine, 6 ml de géranium Rosat, 3 ml de géranium Bourbon et 10 gouttes d'huile essentielle de rose. Appliquer deux à cinq fois par jour selon les besoins.

▶ Parfum de toilette : 10 ml d'huile essentielle de géranium (moitié Rosat moitié Bourbon), 15 ml de bois de cèdre dans 200 ml d'alcool à 70°.

▶ Boisson rafraîchissante : cèdre, géranium, citron, 1 goutte de chacune dans du miel mélangé d'eau chaude.

▶ Fumigations
Peau normale : géranium, lavande, 5 gouttes de chacune.
Peau sèche : géranium, lavande, bois de rose, 5 gouttes de chacune.

▶ Lavements : c'est la seule huile essentielle, avec la lavande et l'ylang-ylang, que l'on puisse utiliser dans les lavements et injections vaginales, à raison de 5 à 10 gouttes.

▶ Diffusion : géranium et bois de rose, ou géranium, romarin et sarriette (tonique), ou géranium, lavande et marjolaine (calmant).

Hydrosol de géranium

S'utilise en association avec les hydrosols de lavande, romarin, sauge et/ou églantier pour tous les types de peau : il est revitalisant et adoucissant.

En boisson draineuse et équilibrante : 5 cuillères à soupe dans 1,5 litre d'eau à boire dans la journée en cure de trois semaines, bon complément des cures d'amincissement.

© Eyrolles Pratique

Hélichryse immortelle

Helichrysum Italicum, astéracée

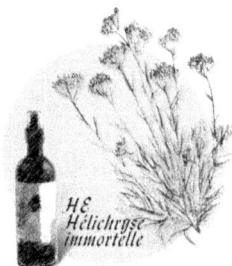

Histoire de la plante

Plus connue par les fleuristes sous le nom d'immortelle everlasting, la plante aurait une action sur le cerveau droit et favoriserait la créativité en développant le sens artistique, tout comme la camomille à laquelle elle pourrait ressembler. Elle est considérée comme le « soleil d'or ».

Emploi

Fort chère, l'huile essentielle d'hélichryse sera principalement utilisée pour soigner les « coups » et résorber ou éviter les bleus. Application : 1 goutte toutes les deux heures évite les couleurs de l'arc-en-ciel suite à un choc !

Remarquable aussi sur les cicatrisations et autour d'elles, après une intervention de chirurgie esthétique, des injections de Botox, d'acide hyaluronique, etc.

Tout choc physique sera atténué par l'huile essentielle d'hélichryse. De même, tout choc émotionnel le sera par l'huile essentielle de camomille.

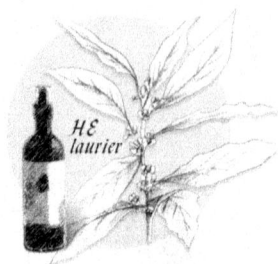

Laurier

Laurus Nobilis, lauracée

> ### Histoire de la plante
>
> C'est le laurier-sauce que nous connaissons pour la cuisine, le laurier d'Apollon. Un arbre, parfois majestueux, au bois imputrescible, dont les feuilles ont, depuis l'Antiquité, couronné le front des vainqueurs. Les enceintes des monastères et des abbayes de Provence leur ont toujours fait le meilleur accueil.

Propriétés

Antibactérien, antiviral, expectorant.

Emploi

Boisson, friction, application esthétique : prendre 1 goutte deux ou trois fois par jour.

Beauté : lotion et boisson d'hydrosol.

Hydrosol de laurier

► Aseptisant (acné), équilibrant et décongestionnant des bronches. En cure de trois semaines, il s'utilise en alternance avec l'hydrosol de rose églantier ou de sureau. 5 cuillères à soupe dans 1,5 litre d'eau à boire dans la journée.

► En lotion nettoyante pour le visage, en vaporisation avant un soin, l'hydrosol de laurier aseptise et rééquilibre les peaux congestionnées et acnéiques.

Lavande

Lavandula Officinalis, labiée

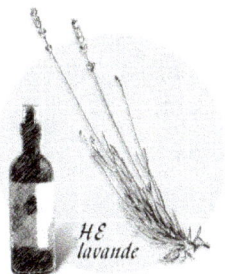
Histoire de la plante

« La fleur de lavande appelle le soleil de Provence. » Lavande vient du latin *lavare*, qui signifie laver. La lavande est l'herbe de Mercure, utilisée autrefois comme herbe magique et religieuse dans toute l'Europe. La lavande fine de Provence, la plus recherchée, pousse dans toutes les régions chaudes du Bassin méditerranéen ; on en connaît plus de trois cents variétés différentes parmi lesquelles les lavandes officinales (*Officinalis, Angustifolia et Vera*), les hybrides : lavande aspic (*Lavandula Spica* ou *Staeches*), les lavandins : Lavandin Abrialis, grosso, super, ordinaire. La lavande pousse de 900 à 1 600 mètres, donnant une fine et petite fleur bleu foncé. Le lavandin pousse de 300 à 1 200 mètres, donnant une fleur beaucoup plus fournie et d'un bleu moins soutenu.

En thérapie, les actions et les emplois des lavandins sont identiques à ceux des lavandes ; en usage interne, il est cependant préférable d'utiliser les lavandes. L'huile essentielle est obtenue par distillation de la plante entière, recherchée tant pour ses innombrables propriétés que pour sa célèbre odeur. Encore une labiée, au même titre que le romarin et la sauge, qui connaît ses lettres de noblesse sur le terrain de l'aromathérapie.

Fleuron de la Provence, la lavande pourrait être considérée, à juste titre, comme la principale huile essentielle de la panoplie aromatique !

Propriétés

Calmant, antispasmodique, antiseptique général et pulmonaire, cicatrisant.

Indications

Insomnies et troubles du sommeil, migraines d'origine nerveuse, toutes plaies, brûlures, piqûres d'insectes, petits bobos, feu du rasoir... dermatoses, acné, leucorrhées.

Emploi

Friction, diffusion, bain, inhalation, boissons, lavement, tous soins de beauté.

C'est la seule huile essentielle que l'on peut utiliser nature, non diluée, dans l'eau du bain, sur les muqueuses et sur les brûlures, toutes les autres huiles essentielles pouvant « brûler » !

C'est l'huile essentielle des petits bobos qu'elle soulage, calme, aseptise et cicatrise.

▶ Plaies de toutes natures, brûlures, feu du rasoir, acné, éruption cutanée, herpès, dartres, aphtes : quelques gouttes sur la plaie ou la partie à traiter ; à renouveler autant que nécessaire. Rappelons que l'huile essentielle de lavande est puissamment aseptisante et cicatrisante.

▶ Compositions apaisantes pour la peau : en application 5 à 7 gouttes deux fois par jour et/ou fumigation.
Peau sèche : lavande 5 ml, bois de rose 5 ml et romarin 2 ml ou rose 5 gouttes.
Peau grasse : lavande 5 ml, sauge 5 ml et genièvre 5 ml.
Peau irritée : lavande, géranium à parts égales ou hydrosol de lavande.

▶ Insomnie : prendre lavande, marjolaine, basilic : 1 goutte de chacune à 17 heures et au coucher dans de l'eau ou du miel.

- Insomnie des enfants : préparer 1 goutte de lavande et 1 d'orange deux fois par jour dans de l'eau et dans du miel avant le coucher.
- Anxiété, angoisse : friction lavande, marjolaine à parts égales : sur la poitrine, le dos et les pieds chaque soir et, si possible, un bain chaque soir avec 5 à 10 gouttes de lavande.
- Friction migraines : 15 gouttes de lavande et 3 de menthe : sur les tempes, le front, la nuque, deux ou trois fois par jour.

Astuce

Dans la cire des meubles, sur les serpillières, dans la poudre à laver : quelques gouttes d'huile essentielle de lavande embellissent et rafraîchissent agréablement la maison.

- Friction détente : lavande, marjolaine, bois de rose, petit grain et lemongrass : quelques gouttes à 17 heures et au coucher.
- Bains détente : dans 2 ou 3 cuillères à soupe de poudre de lait ou d'algues vertes, ajouter lavande 5 gouttes et bois de rose 5 gouttes, ou lavande 10 gouttes et marjolaine 5 gouttes, ou lavande 10 gouttes et oranger 5 gouttes.
- En injection vaginale, dans les lavements, sur les serviettes et tampons hygiéniques, 3 à 5 gouttes d'huile essentielle de lavande aseptisent en atténuant leucorrhées et autres perturbations.
- Diffusion dans l'atmosphère : toutes les huiles essentielles citées précédemment associées à l'huile essentielle de lavande ou lavandin.

Bon à savoir !

Optez pour le lavandin pour les diffuseurs d'arômes, c'est également très agréable et moins cher !

Hydrosol de lavande

Lotion nettoyante, rafraîchissante et calmante pour les nourrissons et bébés.

L'hydrosol de lavande est parfait pour le bain des bébés et des grands : il calme et détend à raison d'un petit verre à eau par bain de bébé.

En après-rasage pour les messieurs, l'hydrosol de lavande calme et adoucit instantanément.

Quelques grands « chefs » arrosent certains mets à l'hydrosol de lavande : c'est tendance ! et de nombreux desserts sont « à la lavande » !

Spray rafraîchissant des peaux échauffées par le soleil.

On l'utilise aussi avec bonheur comme « eau de linge ».

Quelques précisions

Encore quelques précisions utiles pour cette reine de l'aromathérapie de Provence...

Eau de lavande vraie : cette appellation correspond à une eau de toilette (fine et supérieure) titrant un pourcentage de 33 % de lavande vraie. Eau de lavande ou eau de lavande naturelle correspond à un titrage d'au moins 25 %. Eau de Cologne à la lavande : normalement 3 ou 4 % de lavande, cette appellation permet d'employer tout produit et l'essence de lavande n'est même pas nécessaire dans la composition ainsi dénommée !

© Eyrolles Pratique

Lemongrass

Andropogon Citratus, graminée odorante

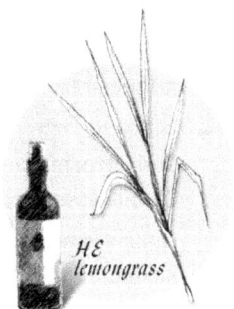

Histoire de la plante

Originaire de l'Inde (appelé aussi verveine des Indes), le lemongrass est une grande herbe vivace, sauvage ou cultivée dans les régions tropicales, principalement en Amérique centrale. L'huile essentielle est obtenue par distillation de la plante entière. Ne pas confondre le lemongrass avec la citronnelle (*Cymbopogon Nardus*), avec la verveine odorante (*Lippia Citriodora*) et avec la verveine officinale (*Verbena Officinalis*).

Propriétés

Anti-infectieux.

Indications

Fièvres tropicales, grippe.

Emploi

Friction, boisson, huile de massage.

▶ Grog aromatique anti-infectieux : lemongrass, cannelle et girofle, 2 gouttes de chacune dans 1 cuillère de miel et d'eau chaude.

- Friction détente du système nerveux : lemongrass, lavande et marjolaine, appliquer quelques gouttes sur le plexus solaire, la nuque et la plante des pieds une ou deux fois par jour.

- Huile de massage décontractante : dans 80 ml d'huile de base (noisette, macadamia, sésame ou autre huile fine), ajouter 5 à 10 ml d'huile essentielle de lemongrass et 10 ml de lavande.

- Huile aromatique de massage, détente spéciale spa, appelée so you de biossentiel® : dans 85 ml d'huile de millepertuis, macadamia, noisette et sésame, ajouter 2 ml d'huile essentielle de lavande fine, 1 ml de camomille, 1 ml de petit grain, 1 ml de lemongrass, 1 ml de néroli et 2 gouttes d'huile essentielle de rose, une pure merveille pour la peau et le nez !

Marjolaine

Origanum Majorana, labiée

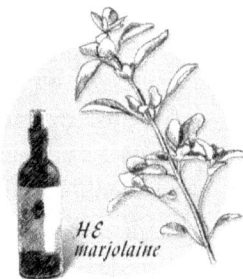

Histoire de la plante

La marjolaine est la plante dédiée à Osiris en Égypte. Dans l'Antiquité, elle était utilisée pour tresser les couronnes des jeunes mariés. Une grande confusion régna longtemps à son sujet, jusqu'au jour où Holmès, en 1912, établit que l'huile essentielle de marjolaine douce provenait uniquement d'*Origanum Majorana*, ou *Majorana Hortensis*, alors que l'huile essentielle d'origan (appelée communément marjolaine sauvage) provenait d'*Origanum Vulgare*. La marjolaine pousse principalement sur toute la côte méditerranéenne et en Europe centrale. L'huile essentielle de marjolaine est obtenue par distillation des sommités fleuries.

Propriétés

Aliment de la cellule nerveuse, calmant et équilibrant.

Indications

Anxiétés, angoisses, états dépressifs, insomnies, migraines.

Emploi

Friction, diffusion, bain, boisson, huile de massage.

▶ Un super-remède antidéprime, anti-angoisses : 1 goutte de marjolaine et 1 de basilic trois à cinq fois par jour, poser sur la main et laper ; à consommer sans modération lors des périodes de spleen et d'idées grises. Attention : à forte dose, l'huile essentielle de marjolaine peut devenir épileptisante...

▶ Le super-grog zen antidéprime : marjolaine, basilic et mandarine, 2 gouttes de chacune à diluer dans 1 cuillère de miel et d'eau chaude, en quantité suffisante pour une grande tasse.

▶ Boisson détente à 17 heures et au coucher : 2 gouttes de marjolaine dans de l'eau chaude ajoutée de miel.

▶ Friction détente : marjolaine, lavande, bois de rose, petit grain, lemongrass à parts égales ; appliquer 20 gouttes le soir ou deux fois par soir pour un sommeil réparateur et dans les périodes d'angoisses ou d'anxiété.

▶ Bain détente : huiles essentielles de lavande et de marjolaine, 5 gouttes de chacune à diluer dans 2 à 4 cuillères à soupe de poudre de lait, d'argile ou d'algues.

▶ Composition pour diffuseur, détente, sommeil :
– marjolaine, lavande, pin, bois de rose, verveine à parts égales ;
– marjolaine, lavande, petit grain, néroli à parts égales ;
– marjolaine, lavande, pin, verveine, bois de rose à parts égales, et quelques gouttes de menthe.

▶ Migraines et spasmes : quelques gouttes de marjolaine sur l'endroit douloureux, les tempes, la nuque et le plexus solaire.

▶ Idées noires : 1 goutte d'huile essentielle de marjolaine, 1 goutte d'huile essentielle de basilic trois fois par jour, à compléter d'une purée d'orties fraîches... Adieu aux idées noires !

À savoir

On confond souvent la marjolaine avec la sauge et l'origan : l'huile essentielle de marjolaine est calmante tandis que l'huile essentielle d'origan est tonique.

Précaution : l'huile essentielle de marjolaine peut être épileptisante à fortes doses, certaines personnes pourraient être « excitées » avec la marjolaine aux propriétés calmantes !

© Eyrolles Pratique

Hydrosol de marjolaine

Tout comme la lavande, la camomille et le tilleul, l'hydrosol de marjolaine favoriserait une meilleure détente, calmerait le système nerveux. Grâce à cette alchimique homéopathie d'aromathérapie que représente l'hydrosol, la marjolaine calmerait et écarterait les idées grises...

En boisson calmante : 5 cuillères à soupe dans 1,5 litre d'eau à boire dans la journée.

En vaporisation : lotion calmante pour le visage ; elle peut s'associer à l'hydrosol de lavande et de romarin pour revitaliser les peaux fatiguées.

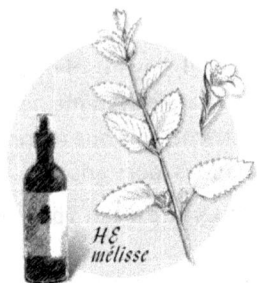

Mélisse

Melissa Officinalis, labiée

Histoire de la plante

La mélisse est souvent confondue et appelée improprement « citronnelle ». C'est une plante herbacée du bord des chemins, cultivée dans les jardins. L'huile essentielle est obtenue par distillation de la plante entière. Les feuilles sont distillées par passage sur des feuilles de sauge ou de citronnelle. Il faut environ sept tonnes de plantes pour 1 kg d'huile essentielle, d'où la rareté de cette huile essentielle « naturelle » et son prix proche de celui de la rose. Pour les usages en parfumerie, elle est souvent « reconstituée ». On utilise principalement la plante en infusion. L'infusion des feuilles est antispasmodique, stimulante, digestive et vulnéraire. Elle rééquilibre le sommeil. L'eau de mélisse, connue depuis quelques centaines d'années, était utilisée pour soulager tout un tas de petits maux féminins, favoriser le sommeil, réconforter lors d'un choc émotionnel ou tempérer l'approche de la mort...

Emploi

- Grog aromatique détente : mélisse et marjolaine ou mélisse et orange, 2 gouttes de chacune dans 1 cuillère de miel et de l'eau chaude.

- Huiles de massage : on peut ajouter quelques gouttes d'huile essentielle de mélisse dans toutes les huiles de massage ou les huiles de beauté, pour parfumer divinement et calmer.

Hydrosol de mélisse

Boisson calmante : 1 cuillère à café d'eau de mélisse (ou hydrosol) dans un verre d'eau permet de calmer grands et petits, comme le faisaient nos grands-mères.

▶ 5 c. à soupe dans un litre et demi d'eau pour une boisson salvatrice du système nerveux, qui détend et facilite le sommeil.

▶ Tonique visage : à appliquer sur les peaux hypersensibles et/ou couperosées.

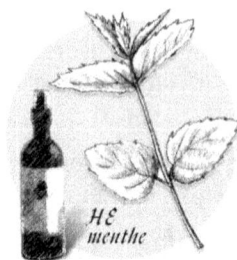

Menthe

Mentha Viridis Nana (menthe douce)
Mentha Piperata (menthe poivrée), labiées

Histoire de la plante

Il existe de nombreuses variétés de menthe, principalement cultivées en France, en Angleterre, au Canada, en Italie et aux États-Unis. La menthe verte marocaine est douce, tandis que la menthe *spearmint* a le goût et l'odeur du chewing-gum américain, elle est appréciée pour les boissons fraîches ; la menthe poivrée est plus corsée, la menthe « pouillot » plus âpre... L'huile essentielle de menthe est obtenue par distillation de la plante entière.

Propriétés

Tonique, digestif, rafraîchissant.

Indications

Fatigue, impuissance, mauvaise digestion, mauvaise haleine.

Emploi

En boisson et en diffusion.

Jamais de friction, jamais de bain à l'huile essentielle de menthe non diluée : elle « glace » sévèrement !

© Eyrolles Pratique

- Grog digestif et aphrodisiaque : menthe verte, cannelle, sarriette et mandarine, 2 gouttes de chacune dans 1 cuillère de miel diluée avec de l'eau chaude.
- Pour sevrer les cocaïnomanes : ajoutez 10 gouttes dans chaque verre d'alcool absorbé ordinairement.
- Pour une soirée « chaussures neuves » : appliquer 3 ou 4 gouttes d'huile essentielle de menthe sur les pieds, et masser tout le pied !

Hydrosol de menthe

En boisson tonique et digestive : pour grands et petits 5 cuillères à soupe dans 1,5 litre d'eau, à boire dans la journée.

C'est une fabuleuse lotion rafraîchissante pour les pieds et jambes lourdes et échauffées, une lotion après soleil remarquable.

Et le super-nouveau « sirop » sans sucre pour les enfants en boisson tonique : 5 cuillères à soupe d'hydrosol de menthe dans 1,5 litre d'eau remplacent avantageusement les sirops aux sucres et produits chimiques et de synthèse.

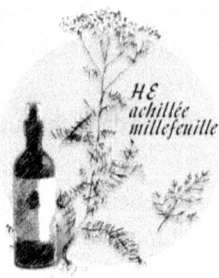

Millefeuille (achillée)

Achillea Millefolium, composée

Histoire de la plante

Appelée « herbe à la coupure » ou « herbe au militaire », l'achillée millefeuille doit son nom aux milliers de découpures de ses feuilles ! Les Néanderthaliens, les prédicateurs de la Chine ancienne comme les Indiens d'Amérique du Nord y avaient recours dans nombre de leurs cérémonies.

L'huile essentielle d'achillée millefeuille est abortive ; elle est très peu utilisée car d'un prix prohibitif.

Hydrosol d'achillée millefeuille

L'hydrosol d'achillée millefeuille est utilisé en lotion pour le visage, il atténue et soulage les irritations et le feu du rasoir, traite coupures et petites blessures.

On l'associe en général à l'hydrosol de lavande, en lotion apaisante pour les visages irrités ou hypersensibilisés.

Oranger, petit grain, néroli

Citrus Aurantium ou *Citrus Sinensis*, rutacée

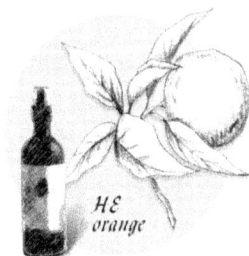

Histoire de la plante

Nous distinguons l'oranger amer ou bigaradier (*Citrus Aurantium*) et l'oranger doux, cultivé (*Citrus Sinensis*). Nous connaissons l'oranger de Provence, d'Italie, d'Espagne, de Californie et de toutes les régions chaudes et tempérées du globe. L'histoire ne reconnaît des propriétés médicinales à l'orange que depuis le XVIᵉ siècle ! L'huile essentielle d'orange est obtenue par expression mécanique du zeste frais, l'huile essentielle de petit grain est obtenue par distillation des feuilles d'oranger bigaradier et l'huile essentielle de néroli par la distillation des boutons et des fleurs d'oranger bigaradier. L'eau florale de fleur d'oranger provient de la distillation du néroli (donc des fleurs) ; elle est connue depuis longtemps pour être utilisée dans les pâtisseries, les desserts et le biberon des bébés. Il faut environ une tonne de fleurs d'oranger pour obtenir un seul kilo d'huile essentielle de néroli.

Dans la famille des citrus, les agrumes : citron, orange douce, orange amère, pamplemousse, mandarine, clémentine, bergamote, limette et cédrat ne s'utilisent que très peu pour la peau. Il est conseillé de ne pas s'exposer au soleil après leur application, rappelons-le, les citrus sont plus ou moins photosensibilisants.

Propriétés

Sédatif nerveux, calmant, hypnotique léger pour l'orange et puissant pour le néroli.

Indications

Insomnie des enfants (orange) et des adultes (petit grain, néroli et orange), maux de ventre des nourrissons, coliques.

Emploi

Friction, diffusion, boisson, bain.

▶ Huiles essentielles favorisant un bon sommeil réparateur.
Orange : prendre 3 à 5 gouttes d'huile essentielle à 17 heures et au coucher sur la main, dans de l'eau ou du miel.
Petit grain : 1 ou 2 gouttes à 17 heures et au coucher.
Néroli : 0,5 à 1 goutte à 17 heures et au coucher.

▶ Bain sédatif : 5 gouttes d'orange, 2 gouttes de petit grain et 5 gouttes de lavande dans 2 ou 3 cuillères à soupe de poudre de lait.

▶ Friction sédative
– 15 ml d'orange, 2 ml de petit grain et 1 ml de néroli, pour adultes.
– lavande, marjolaine, bois de rose, petit grain, lemongrass, 20 à 30 gouttes de mélange ou friction ner (cf. p. 41) nervosité.

▶ Pour les bébés, en diffusion : orange, eucalyptus ou lavande seulement. L'huile essentielle d'orange est la préférée des enfants, et le mélange orange, pin ou sapin est leur grog aromatique favori !

▶ 0,5 goutte d'huile essentielle de néroli chaque soir fait dormir les plus insomniaques en quelques jours.

▶ Grog aromatique endormissant : néroli, pin, sapin et mandarine, 1 ou 2 gouttes de chacune (sauf néroli 0,5 goutte) dans 1 cuillère de miel à diluer dans de l'eau chaude pour une grande tasse.

▶ Composition pour diffuseur
– lavande, petit grain, pin à parts égales.
– lavande, petit grain, marjolaine à parts égales, et quelques gouttes de néroli.
– orange, mandarine à parts égales (la préférée des enfants).

- ▶ Parfum : dans 100 ml d'alcool à 70°, ajouter 15 ml de petit grain et 1 ml de néroli.
- ▶ Cuisine : 3 à 5 gouttes d'huile essentielle d'orange dans les flans, les entremets ou les bonnes pâtisseries.

Hydrosol de néroli

C'est l'eau de fleur d'oranger que tout le monde connaît, utilisée dans les pâtisseries orientales, les desserts...

L'hydrosol de néroli (se trouve plus difficilement au naturel) est un calmant des peaux irritées, lui préférer les hydrosols de lavande et marjolaine, plus faciles à se procurer.

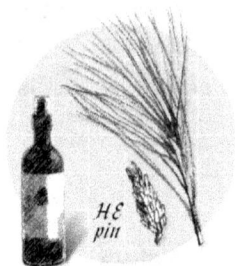

Pin

Pinus Sylvestris, conifère

Histoire de la plante

Chers à Hippocrate, les pins et les sapins comprennent environ cent cinquante variétés, dont on extrait les huiles essentielles. L'huile essentielle à usage médicinal est obtenue par distillation des aiguilles et des bourgeons. Le pin baumier à l'odeur fine d'aiguilles de pin, le pin noir d'Autriche, le pin sylvestre, le pin maritime offrent de grandes qualités en thérapie, le sapin également. De plus, son odeur est très agréable.

Propriétés

Antiseptique puissant des voies respiratoires, calmant de la toux.

Indications

Toutes affections des voies respiratoires, rhumes, trachéites, toux, asthme et grippes.

Emploi

Frictions, diffusion, inhalation, grog aromatique.

- ▶ Grog antitoux : pin, eucalyptus et oranger.
- ▶ Friction en cas de trachéite : pin et niaouli.
- ▶ En cas de toux : pin, eucalyptus, origan et lavande.

- En diffusion oxygénante : pin, eucalyptus, thym, romarin.
- Pour les enfants : pin et lavande.
- Traitement des escarres : pin, lavande et sauge.

On l'utilise peu en esthétique.

À savoir

Note spéciale pour les huiles essentielles de sapin et de pin baumier dont les saveurs sont appréciées en grog aromatique et les propriétés très voisines de celles du pin sylvestre, favorisant l'expectoration et calmant la toux. Particulièrement agréables aussi, les huiles essentielles de mandarine et de pamplemousse s'utilisent pour agrémenter les grogs.

Le grog de l'hiver : huiles essentielles de sapin ou de pin baumier, de mandarine et de cannelle à raison de 2 gouttes de chacune à mélanger avec du miel et de l'eau chaude.

Hydrosol de pin

D'une conservation délicate, il est peu utilisé en boisson et en lotion. Des dépôts apparaissent très rapidement.

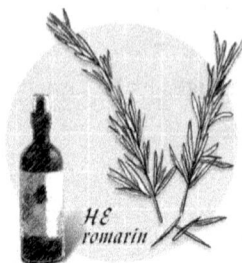

Romarin

Rosmarinus Officinalis, labiée

Histoire de la plante

« Herbe des troubadours », le romarin est commun dans le sud de la France et le Bassin méditerranéen. « Quant au romarin, je le laisse courir sur les murs de mon jardin, non seulement parce que les abeilles l'aiment, mais aussi parce que c'est l'herbe consacrée au souvenir, et à l'amitié. » Ses nombreuses propriétés en font une huile essentielle de premier ordre. Ses vertus stimulantes et toniques permettraient de l'appeler « ginseng occidental ». L'eau de la reine de Hongrie contenait du romarin, qui entrait aussi dans la composition du « vinaigre des quatre voleurs ». L'huile essentielle de romarin est obtenue par distillation des sommités fleuries. Elle est hypertensive à forte dose chez des sujets prédisposés. C'est l'huile essentielle idéale pour entretenir le tonus des sportifs. L'huile essentielle de romarin associée à l'huile essentielle de rose est un puissant régénérateur tissulaire et un excellent antirides...

Propriétés

Tonique, aphrodisiaque, digestif, cicatrisant.

© Eyrolles Pratique

Indications

Fatigue, surmenage, faiblesse hépatique, peaux atones...

Emploi

Friction, diffusion, bain, inhalation et boissons.

- ▶ Prendre 1 ou 2 gouttes deux ou trois fois par jour sur la main dans de l'eau ou du miel.
- ▶ Beauté : 20 à 30 gouttes en friction le matin ou deux fois par jour.
- ▶ Composition antirides visage : 5 ml de romarin, 10 de bois de rose et 1 goutte d'huile essentielle de rose. Deux applications par jour en cure de trois semaines.
- ▶ Bains toniques : dans 2 ou 3 cuillères à soupe d'eau de mer lyophilisée, d'algues ou de poudre de lait.
  – 5 gouttes de romarin, 5 de santal.
  – 5 gouttes de romarin, de bois de rose.
  – 5 gouttes de romarin, 5 de géranium, 1 de muscade.
- ▶ Bain régénérateur après l'effort physique : 3 gouttes de romarin, 5 de térébenthine et 5 de lavande dans un support dispersant.
- ▶ Masques antirides : 3 gouttes de romarin, 3 de bois de rose dans 2 cuillères à soupe de miel non chauffé. Conserver cinq minutes. Rincer à l'eau tiède, puis froide.
- ▶ Cocktail mémoire : 1 goutte de romarin, 1 de girofle, 1 de coriandre dans 1 cuillère à café d'hydrosol de menthe dans un grand verre d'eau chaude et de miel.
- ▶ Friction antidouleur : 15 ml de romarin, 15 ml de lavande, 15 ml de térébenthine, 15 ml de pin, 15 ml de gaulthérie. 20 gouttes en friction deux ou trois fois par jour sur les parties douloureuses en crise, puis en entretien une fois par jour.
- ▶ Friction tonique : pour les sportifs et ceux qui veulent bien se porter, 5 ml de romarin, 5 ml de pin, 5 ml de géranium. 20 à 30 gouttes une ou deux fois par jour le matin, avant l'effort physique, et après.

- ▶ Inhalation antiseptique : 5 gouttes de romarin, 5 d'eucalyptus et 10 de lavande dans un bol d'eau chaude ou dans l'inhalateur. Inhaler pendant trois à cinq minutes.
- ▶ Diffusion « tonic » dans l'atmosphère : à parts égales romarin, genièvre, pin, verveine, eucalyptus et coriandre.

Hydrosol de romarin

- ▶ Boisson tonique très agréable à associer ou alterner avec l'hydrosol d'origan.
- ▶ Froid, 5 cuillères à soupe pour 1,5 litre d'eau ou 1 cuillère à café dans une tasse d'eau chaude ; il peut remplacer un café léger...
- ▶ L'hydrosol de romarin associé à l'hydrosol de lavande en lotion tonique serait raffermissant et antirides !
- ▶ Les hydrosols de lavande, de sauge et de romarin s'associent en une lotion tonique revitalisante des peaux fatiguées.
- ▶ 2 cuillères à soupe dans le bain, il est revigorant, parfait pour les sportifs après l'effort physique.
- ▶ En vaporisation matin et soir avant les sérums régénérateurs.

Rose

Rosa Damascena, Rosa Centifolia, rosacée

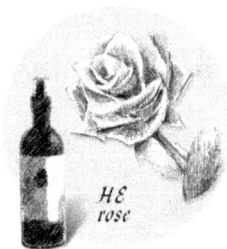

Histoire de la plante

La rose est appréciée depuis la plus haute Antiquité. Des textes chinois et sanscrits parlent de la beauté et du parfum de la « reine des fleurs ». Dans la Bible, il est question de la « rose de Jéricho ». En Grèce, elle est employée pour les cérémonies, les embaumements. Très tôt, on a cherché à transporter le parfum de la rose : huiles et corps gras étaient saturés de pétales de rose pour conserver le parfum. Ibn Chadoun raconte qu'aux VIIIe et IXe siècles, l'eau de rose faisait l'objet d'un commerce actif entre l'Europe et l'Extrême-Orient. Au Xe siècle, on la recommande comme eau de toilette, comme collyre, et même en médication ! La Perse et la Mésopotamie sont alors de grands producteurs d'eau de rose. La véritable essence de rose, c'est-à-dire le produit épais, odorant, qui surnage après décantation et concentration, n'était pas encore connue : il semble que ce soit en 1612 que cette découverte ait été faite de manière fortuite.

Le principal producteur d'essence de rose, la Bulgarie, ne cultiva cette fleur qu'à partir de 1610, à l'époque de la fondation de la ville de Kazanlik. Le rendement d'une culture de roses (dix mille rosiers à l'hectare) donne environ quatre tonnes de pétales de fleurs : c'est tout juste suffisant pour produire un seul kilo d'essence de rose... L'huile essentielle de rose est la plus rare et la plus coûteuse de toutes les huiles essentielles. Elle est utilisée principalement en cosmétologie et en parfumerie. Obtenue par une double distillation (cohobation) des pétales, elle est solide à faible température et son odeur est si forte qu'elle n'en est plus agréable. On attribue des propriétés anticancer à cette huile essentielle rare et, assurément, c'est le plus grand régénérateur tissulaire parmi les plantes et les essences !

L'huile essentielle de rose montre la plus grande vibration vitale. L'essence de rose n'est liquide qu'à partir de 22°C. À 15°C, elle est parsemée de cristaux blancs, irisés, plus légers que l'eau, dans laquelle ils nagent.

Propriétés

Régénérateur tissulaire et cellulaire, antirides puissant.

Emploi

Friction, huile de massage, corps et visage et tous produits de soin de beauté.

▶ Huile aromatique antirides

80 ml d'huile de germe de blé, 20 ml d'huile de millepertuis, 10 ml de bois de rose, 5 ml de géranium, 5 ml de santal et 1 ml de rose.

▶ Friction coup d'éclat

Bois de rose, lavande et santal, 5 ml de chacune et ajouter 3 gouttes d'huile essentielle de rose.

▶ Huile spéciale corps antirides

100 ml d'huile de germe de blé et de noisette ou de chanvre ou de noyaux d'abricots, ajouter 15 ml d'huile essentielle de bois de rose et 1 ml de rose.

▶ Huile précieuse à la rose, régénérante et antivieillissement prématuré de la peau, elle nourrit et évite la sécheresse de la peau : dans

20 ml d'huile de germe de blé, 20 ml d'huile de millepertuis, 60 ml d'huile de noisette ou d'huile fine, ajouter 15 ml d'huile essentielle de bois de rose ou de géranium Rosat et 1 ml de rose. Appliquer une ou deux fois par jour, régulièrement.

Hydrosol de rose ou de rose églantier

▶ Parfait tonique pour le visage (toutes peaux), adoucissant.

▶ Entre dans toutes les compositions de tonique pour le visage.

▶ Appliquer avec l'hydrosol de lavande pour les peaux fragiles des bébés.

▶ Boisson apportant la joie, disent les Japonaises (5 cuillères à soupe dans 1,5 litre d'eau).

Symbolique

« Les roses avaient leur façon d'aimer, les unes ne consentaient qu'à entrebâiller leurs boutons... cœur rougissant, pendant que d'autres, le corset délacé, pantelantes, semblaient chiffonnées, folles de leur corps au point d'en mourir... Les roses épanouies en coupe offraient leur parfum comme dans un cristal précieux... »

Émile Zola

L'odeur de la rose excite l'esprit, le cœur et les sens, elle élève l'âme vers le sublime, elle apporte la chance pure, elle est symbole de beauté, d'amour, de régénération, d'éveil et d'accomplissement spirituel, d'amour pur, de don sans retour.
Les fleurs symboliques, la rose en Occident comme, en Orient, le lotus, sont en rapport avec le chiffre 5. En Inde, la rose cosmique est la référence à la Mère Divine : perfection achevée et accomplissement total.
À la recherche du Graal, la rosée céleste, la rose-croix, le sacré-cœur, la rose mystique, les litanies chrétiennes — symbolisant la Vierge, la rose d'or bénite par le Pape — symbole des puissances et d'instruction spirituelle aux princesses, la rose des vents, superpose l'image de la rose à celle de la roue.
Dans la mystique musulmane, le jardin des roses représente la contemplation. Dans l'Ancien Testament est célébrée la rose de Saron dans le Cantique des Cantiques...

La rose et sa couleur sont symboles du premier degré de régénération et d'invitation aux mystères... Couronne de roses vermeil présentée par le Grand Prêtre du culte d'Isis au... régénéré.

Athéna, la déesse aux yeux pers, naît à l'île des Roses. Le vert est souvent associé à la couleur de la rose. Blanche chez les Grecs, la rose, consacrée à Athéna et Aphrodite, prend de la couleur lorsque Adonis, le protégé d'Aphrodite, se blesse à mort ; cette dernière court vers lui, se pique à une épine et la rose blanche devient rouge...

Qu'elle soit blanche ou rouge, la rose est l'une des fleurs préférées des alchimistes. Leurs traités s'intitulent *Les rosiers des philosophes*... illustrés de roses à sept pétales.

Dans le IVe livre des *Géorgiques*, Virgile évoque la rose de Poestum qui fleurit deux fois l'an...

Homère chante l'onction du corps d'Hector par Aphrodite avec l'huile de rose dans le XXIIIe chant de l'*Iliade*.

Dioscoride décrit pour la première fois la préparation de l'huile de rose. On souhaitait à l'époque transporter le parfum de la rose et l'huile de rose s'obtenait par enfleurage ou par la macération dans des graisses animales...

L'huile essentielle de rose reste une des huiles essentielles les plus chères du monde (*Rosa Centifolia* et *Rosa Damascena*). Le prix du kilo est voisin de celui du lingot d'or ! Chaque année lui sont dévolus un quota et un tarif sur le marché mondial. C'est aussi, rappelons-le, la plus merveilleuse des huiles essentielles, aux propriétés régénératrices miraculeuses.

© Eyrolles Pratique

Santal (bois de)

Santalum Album, santalacée

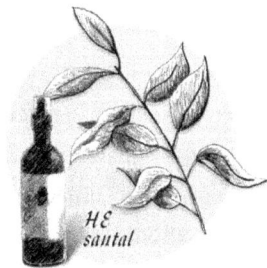

Histoire de la plante

Bel arbre de l'Inde et des îles chaudes, le santal pousse à Mysore, Madras, Java, Sumatra, Bornéo, en Nouvelle-Calédonie et en Australie. Le santal de Mysore jouit d'une odeur plus subtile et plus recherchée. La plante est dédiée à Vénus. Son odeur agit sur le moi profond, solennel et conservateur. L'amyris (*Amyris Balsamifera*) est un « faux » santal, qui n'en possède pas les qualités. Dans les rites funéraires, l'huile essentielle de santal est utilisée pour embaumer les corps, permettant à l'âme de cheminer vers une autre vie... Les Rois mages apportèrent de l'encens, du santal et de la myrrhe en signe d'offrande. L'huile essentielle de cet arbre, toujours vert, serait garante de longévité. L'huile essentielle est obtenue par distillation du bois de santal. Nous accepterons uniquement les huiles essentielles provenant de producteurs qui replantent cinq arbres pour un arbre coupé, après distillation de l'arbre, afin de participer aussi à la protection de l'environnement. Sans cela, je déconseille l'utilisation de l'huile essentielle de santal. Cette notion de commerce « durable » doit entrer en compte dans le choix de votre huile essentielle de santal, merci !

Propriétés

Antiseptique génito-urinaire, aphrodisiaque.

Indications

Cystite, impuissance, soins de la peau.

Emploi

Friction, diffusion, bain, parfum.

Prendre 1 goutte deux à cinq fois par jour sur la main et laper.

Beauté : quelques gouttes en application, frictions, diffusion.

- ▶ Friction amincissante : géranium, citron, bouleau ou gaulthérie, santal, verveine : c'est la friction min (cf. p. 41).

- ▶ Friction créativité, méditation : bois de rose 8 ml, camomille 2 ml, santal 5 ml, rose 10 gouttes : c'est la friction har (cf. p. 41) harmonie par excellence.

- ▶ Bain sudorifique : 5 gouttes bois de santal, 2 gouttes bois de cèdre et 8 gouttes bois de térébenthine : les bois sont sudorifiques !

- ▶ Bain oriental : 5 à 10 gouttes d'huile essentielle de santal dans 2 ou 3 cuillères à soupe de lait en poudre.

- ▶ Bain de douceur : santal et lavande ou santal et géranium. Tous les bains de bois font transpirer et éliminer (santal, cèdre, térébenthine). À diluer dans un support moussant ou non, type poudre de lait, algues ou argile.

- ▶ Huile aromatique boisée : 80 ml d'huile de germe de blé, 20 ml d'huile de millepertuis, 15 ml de santal et 5 ml de cèdre.

- ▶ Parfum : 25 ml de santal, 10 ml de cèdre dans 200 ml d'alcool à 70°.

- ▶ Diffusion dans l'atmosphère : santal, cannelle, pin, bois de rose et cèdre à parts égales.

- ▶ Parfum d'entretien : ajouter quelques gouttes dans la cire des meubles ou directement sur le bois des étagères.

Sauge officinale

Salvia Officinalis, Salvia Sclarea, labiées

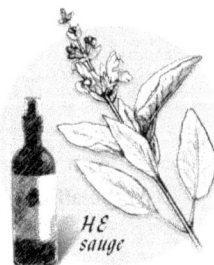

Histoire de la plante

« Celui qui veut vivre à jamais doit manger la sauge en mai. » Herbe sacrée des Latins, thé de France, l'appellation sauge vient de *salvare*, « sauver ». La sauge pousse dans les collines rocailleuses du Midi jusqu'en Saône-et-Loire, à moins de 800 m d'altitude. L'huile essentielle de sauge est obtenue par distillation des sommités fleuries. Elle apporterait puissance, santé mentale et sagesse en bannissant le diable. Elle est encore l'herbe des cérémonies religieuses des Indiens d'Amérique du Nord. À forte dose, l'huile essentielle de sauge officinale peut être épileptisante.

La sauge sclarée est utilisée comme fixateur de parfum, et la sauge officinale est en vente sur ordonnance uniquement.

L'huile essentielle de sauge est aux plantes ce que sont les hormones aux glandes endocrines.

Propriétés

Emménagogue (la plante contient des substances œstrogènes), antisudoral et diurétique.

Indications

Fatigue de la ménopause et régularisation des cycles menstruels. Transpiration excessive.

Emploi

Friction, lotion, huile de massage, boissons.

► Prendre 1 goutte une à trois fois par jour en dehors des repas à laper sur la main ou à boire dans de l'eau ou du miel. Pas de cure de plus de trois semaines.

► Frictions, massages

Pieds : 15 ml de sauge, 10 ml de lavande, deux fois par jour sur les pieds.

Pieds chauds : 15 ml de sauge, 10 ml de cyprès, 10 ml de lavande et 1 ml de menthe deux fois par jour.

► Friction contre la cellulite : sauge, cyprès, bouleau ou gaulthérie, genièvre, romarin, menthe et lavande, à parts égales. Appliquer 10 gouttes du pied à la hanche deux fois par jour et en cure de trois semaines minimum.

► Friction soin du cheveu

10 ml de sauge, 15 ml de lavande et 5 ml de thym. 100 gouttes sur le cuir chevelu une fois par semaine ou 50 gouttes deux fois par semaine, garder quelques heures puis shampooing doux le lendemain, l'idéal étant de garder la friction précitée toute la nuit. À faire en cure de six à neuf semaines pour un bon résultat. Élimine la séborrhée, les démangeaisons... en favorisant la repousse ; embellit tous les cheveux ternes et fatigués.

► Formule super-revitalisante pour tous cheveux : 15 ml de sauge, 15 ml de cèdre, 15 ml de lavande, 5 ml de thym et 1 ml d'ylang-ylang. 100 gouttes une fois par semaine ou 50 gouttes deux fois par semaine pendant trois mois ; ensuite, une fois par mois. Massage du cuir chevelu la veille. Garder toute la nuit. Cette super-composition aromatique vitalisante est souvent utilisée en massage dans les instituts.

La beauté par les huiles essentielles

- Composition jambes lourdes et congestionnées : 15 ml sauge, 15 ml de cyprès, 3 ml de menthe. 20 gouttes deux fois par jour de la cheville à la hanche assorties de gymnastique de rotation des chevilles, puis dormir avec les jambes surélevées de 10 à 15 centimètres.

- Vaporisation tiède pour un soin du visage : 5 gouttes de sauge, 5 de genièvre, 5 de lavande. Aseptise, nettoie et adoucit.

- Bains

- Antirhumatismal : 3 gouttes de sauge, 3 de lavande, 3 de marjolaine dans 2 ou 3 cuillères à soupe d'eau de mer atomisée ou lyophilisée.

- Jambes lourdes : 5 gouttes de sauge, 5 de cyprès, 10 de lavande dans 2 ou 3 cuillères à soupe d'algues vertes ou de poudre de lait.

- Parfum : quelques gouttes d'huile essentielle de sauge sclarée agissent comme « fixateur » naturel de parfums (voir recettes à parfums).

Hydrosol de sauge officinale

- En boisson chaude rapide : 1 cuillère à café d'hydrosol dans une tasse d'eau.

- En boisson de santé, c'est la plante de la femme et des problèmes circulatoires : 5 cuillères à soupe pour 1,5 litre d'eau par jour en cure de trois semaines trois ou quatre fois par an ou plus... Une cure régulière permet de limiter les perturbations dues aux bouffées de chaleur et désagréments de la préménopause et de la ménopause.

- Lotion d'hydrosol de sauge et de menthe en vaporisation sur les jambes : détend et relaxe.

- En tonique visage : sauge et lavande ou sauge et romarin. Pour tous cheveux, friction simple revitalisante : sauge, lavande, thym et cèdre à parts égales.

- Pour tous cheveux, revitalisant : associé aux hydrosols de lavande, de thym et de cèdre.

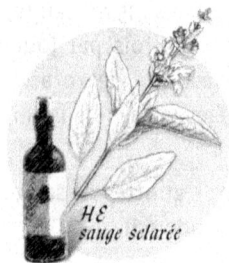

HE
sauge sclarée

Sauge sclarée

Sauge sclarée, Salvia Sclarea

C'est l'huile essentielle « fixateur » naturel de parfums. Ajouter 1 ou 2 gouttes en fin de préparation de votre parfum ou eau de toilette comme fixateur naturel.

Relevant de ses propriétés de *clary sage* (qui éclaircit l'œil) : prendre 1 goutte deux ou trois fois par jour en cure de trois semaines : à renouveler au moins quatre fois par an pour améliorer la vue.

Attention
Ne jamais mettre d'huile essentielle dans l'œil !

Sureau

Sambucus Nigra, adoxacée

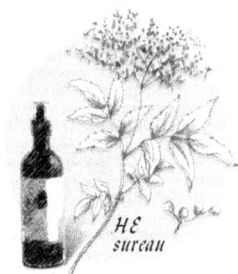

HE
sureau

Histoire de la plante

Commun dans toute l'Europe, cet arbuste aux fleurs blanches et aux fruits noirs est répertorié dans le livre des plantes magiques de Cunningham's. Le sureau est connu dans les rites funéraires pour faire fuir les diables et dans les cérémonies de mariage pour offrir la chance au couple. L'arbre devant la maison apporte prospérité et protection. Les branches sont utilisées dans certains rituels pour combattre les rhumatismes. Sorcières et esprits vivraient dans les sureaux, et certains Gitans considèrent comme maléfique de brûler le bois de sureau. Bénir une personne avec le sureau lui attache les faveurs du ciel. On fabrique des flûtes « enchantées » avec son bois. Le sureau développerait la féminité, en rapport avec Vénus.

Il n'existe pas d'huile essentielle de sureau, l'hydrosol sera le seul produit de la distillation des petites branches et des fleurs. On fabrique de nombreux élixirs et sirops avec les baies de sureau, depuis très longtemps en Suisse et en Allemagne.

Hydrosol de sureau

En boisson, en lotion, en compresses.

▶ C'est un draineur rénal qui s'utilise avec d'excellents résultats dans les cas de rétention d'eau, gonflement des chevilles, yeux gonflés, rhumatismes, douleurs rénales ; c'est aussi une grande aide dans le cadre des cures d'amincissement, d'élimination et pour soulager les douleurs. Ajouter 5 cuillères à soupe d'hydrosol de sureau dans

1,5 litre d'eau et boire dans la journée, en cure de trois semaines et en alternance avec l'hydrosol de genièvre pour les affections précitées.

▶ En lotion pour le visage, calmante et reposante, il s'utilise en alternance avec la camomille ou la lavande.

▶ En compresses sur les yeux fatigués, il est décongestionant : appliquer directement sur la gaze 1 cuillère à café d'hydrosol de sureau et conserver au moins trente minutes, à renouveler si besoin.

Tea tree
(arbre à thé)

Melaleuca Alternifolia, myrtacée

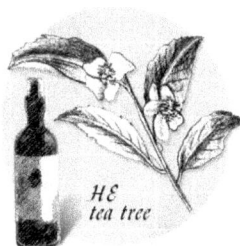

Histoire de la plante

Il pousse exclusivement en Australie subtropicale ; son bois très souple et mou sera distillé avec les feuilles, l'arbre repoussant chaque année les racines dans l'eau. L'huile essentielle est à la mode depuis quelques années, ses propriétés sont voisines de celles de notre lavande de Provence. L'odeur forte et peu agréable du tea tree en réduit sérieusement les applications en esthétique.

L'huile essentielle de tea tree est efficace contre les mycoses des pieds. Dans ce cas appliquer quelques gouttes deux ou trois fois par jour sur les parties à traiter jusqu'à la disparition du problème. L'huile essentielle entre dans la composition de produits aromatiques et cosmétiques déodorants et antimicosiques.

Hydrosol de tea tree

L'hydrosol de *Melaleuca* n'est pas récolté ; cela ne serait plus du commerce environnemental : le transport d'Australie en Europe rendrait son prix prohibitif.

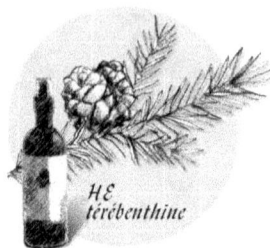

Térébenthine

Pinus Pinaster, térébinthacée

Histoire de la plante

L'huile essentielle de térébenthine est obtenue par distillation de la gemme : résine de pin. Elle est encore appelée térébenthine de Bordeaux. La térébenthine est surtout récoltée en Chine, en Pologne, au Portugal. En France, dans les Landes, il existe encore un producteur de térébenthine de Bordeaux. Le procédé de gemmage consiste à entailler le tronc du pin et à placer un gobelet sous l'entaille pour recueillir la « gemme », qui sera distillée. Un pin produit 1,5 litre d'essence de térébenthine par an. La récolte s'étend de mai-juin à octobre.

Propriétés

Antirhumatismal, antiseptique pulmonaire, sudorifique.

Indications

Rhumatismes et affections respiratoires.

Emploi

Friction, diffusion, bain, inhalation.

▶ Une friction échauffante pour les sportifs : térébenthine, genièvre, romarin, verveine et géranium à parts égales.

- En inhalation et dans le bol d'air Jacquier : c'est le remède des insuffisants respiratoires ; éveillerait les sens et la vitalité.

- Bain sudorifique : 5 à 10 gouttes d'huile essentielle de térébenthine directement dans l'eau du bain assurent une bonne transpiration ; ce bain entre dans le cadre des cures d'élimination et d'amincissement. Attention : ça chauffe vraiment !

- Un autre bain sudorifique : térébenthine et santal, 5 gouttes de chacune dans 3 cuillères à soupe de poudre de lait.

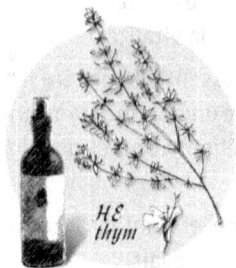

Thym

Thymus Vulgaris, labiée

Propriétés

Antiseptique intestinal, pulmonaire et génito-urinaire.

Indications

Affections pulmonaires, refroidissements : grippes, rhumes, angines, courbatures, frissons...

Emploi

Diffusion et friction en synergie, grog aromatique, inhalation, lotion d'hydrosol.

- ▶ Un grog antigrippe : thym doux, origan, cannelle, girofle et géranium, 1 goutte de chacune dans 1 cuillère de miel et de l'eau chaude trois ou quatre fois par jour.

© Eyrolles Pratique

▶ Une bonne inhalation aseptisante : thym doux, lavande et eucalyptus, quelques gouttes de chacune dans le bol de l'inhalateur. Cette inhalation « nettoie » aussi la peau et prépare un bon soin du visage. En usage esthétique nous parlons de l'huile essentielle de thym doux à linalol et non pas du thym rouge, fort, à thymol.

Hydrosol de thym

▶ En lotion visage : aseptique, raffermissant. Complète idéalement l'hydrosol de lavande ou de romarin.

▶ Excellente boisson du matin et du soir : 1 cuillère à café par verre d'eau.

▶ En lotion cheveux : embellit et revitalise associé aux hydrosols de sauge, de lavande et de cèdre.

▶ En boisson hygiénique : 5 cuillères à soupe dans 1,5 litre d'eau, aseptisant des voies respiratoires.

▶ En boisson aseptisante du matin et du soir : 1 cuillère à café d'hydrosol de thym par tasse d'eau chaude, pour les affections inflammatoires de la peau et acné, eczémas suintants, dartres, herpès…

▶ Lotion visage : aseptise et resserre les pores. À utiliser également pour purifier et aseptiser les peaux chargées et acnéiques.

L'hydrosol de thym se mélange harmonieusement aux hydrosols de lavande ou romarin.

▶ Lotion tonifiante pour tous cheveux fatigués et lutte contre la chute du cheveu, aiderait à la repousse. Elle embellit et revitalise : hydrosols de thym, sauge, lavande et cèdre à parts égales fabriquent l'excellente lotion cheveu. Ces indications sont renforcées avec l'utilisation préalable deux fois par semaine de la friction spéciale cheveu composée d'huiles essentielles de thym, cèdre, sauge, romarin et ylang-ylang (voir composition à Ylang-Ylang).

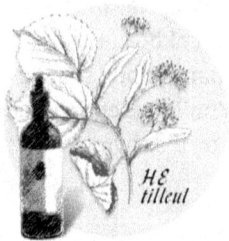

Tilleul

Tilia Sylvestris, Tilia Platyphyllus, tiliacée

Histoire de la plante

Le tilleul est un des arbres odorants majestueux que connaît l'Europe. Arbre sacré raconté dans de nombreuses légendes : Philyra, nymphe, fille de Zeus, qui engendra Chiron le grand guérisseur, fut transformée en « tilleul ». Arbre d'oracle, de protection, de justice, vénéré pour sa longévité jusqu'en Scandinavie. Les herboristes du Moyen Âge estimaient ses vertus calmantes et ses propriétés adoucissantes dans les affections de la peau. La cueillette et la visite du marché international de Buis-les-Baronnies en Provence sont toujours d'actualité et prisées pour leur folklore et l'excellence de la production.

Il n'existe pas d'huile essentielle de tilleul, seule l'eau florale (hydrolat ou hydrosol) sortira de l'alambic.

Hydrosol de tilleul

Calmant, sédatif.

- ▶ Dans un biberon de bébé, ajouter 1 ou 2 cuillères à soupe d'hydrosol de tilleul.
- ▶ En boisson pour petits et plus grands, ajouter 1 cuillère à café par verre ou tasse d'eau chaude.
- ▶ En bain calmant pour les nourrissons aux peaux sensibles, 2 cuillères à soupe dans le bain de bébé.
- ▶ En lotion adoucissante ou en compresses sur le visage irrité ou hypersensibilisé.
- ▶ En lotion et compresse sur les yeux fatigués, seuls les hydrosols de bleuet, sureau ou tilleul pourront s'utiliser.

Verveine

Lippia Citriodora, verbénacée

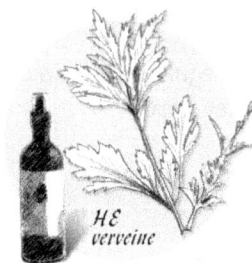

HE
verveine

Histoire de la plante

Tout d'abord, nous noterons les différentes sortes de verveines, ayant des propriétés différentes :

Verbena Officinalis, verveine sauvage, ou herbe de Vénus, une herbacée des terres incultes utilisée en infusion.

Lippia Citriodora : verveine odorante, verveine citronnelle, thé arabe, appelée improprement citronnelle, est un arbrisseau originaire du Chili.

Andropogon Citratus : verveine des Indes ou lemongrass, est une herbe vivace des régions tropicales.

Litsea Cubeba : utilisée essentiellement en parfumerie, constituant principal de la verveine exotique, que j'ai appelée « exotique » il y a plus de trente ans — *Litsea Cubeba* associée à *Lippia Citriodora*.

Cymbopogon Nardus : citronnelle, herbe qui n'appartient pas aux mêmes familles, d'odeur désagréable, employée comme insecticide.

Les Romains plaçaient sous la table de leurs invités des bouquets de verveine, *Verbena Officinalis*, afin de faciliter l'harmonie et la joie de vivre. Druides, magiciens et guérisseurs l'employaient souvent, elle aurait le pouvoir magique d'éloigner les serpents et de guérir de leur morsure. En symbolique, c'est une plante qui ramène à la terre.

Elle est « l'ambassadeur de la conversation », dit Grieve. Je l'ai baptisée l'« huile essentielle du bonheur », et c'est la seule huile essentielle qui semble plaire à tout le monde !

Nous parlons ici de verveine véritable, verveine odorante, et non de verveine exotique, à usage spécial pour les diffuseurs d'arômes.

Huiles essentielles et hydrosols pour une beauté ultranaturelle

Propriétés

Régularise le système neurovégétatif, tonifie le cœur, rend harmonieux et créatif.

Indications

Fatigue, antidote des venins de serpents.

Emploi

Prendre 1 ou 2 gouttes deux ou trois fois par jour sur la main, dans de l'eau ou du miel.

Dans les grogs aromatiques et en friction, on n'utilise jamais la verveine exotique, qui brûle, mais uniquement l'huile essentielle de verveine odorante ou véritable qui harmonise, rééquilibre et apaise. Exemple : 2 gouttes de verveine et 2 gouttes d'orange ou de mandarine dans 1 cuillère de miel et de l'eau chaude.

▶ Beauté : 10 à 20 gouttes en friction d'un mélange contenant de la verveine véritable. Ni friction ni bain avec l'huile essentielle de verveine non diluée !

Diffusion dans l'atmosphère avec l'huile essentielle qui plaît en toutes circonstances : son altesse la verveine exotique — c'est mon huile essentielle du bonheur !

Surtout ne jamais l'absorber ni l'appliquer sur la peau !

▶ Huile aromatique de massage : ajouter quelques gouttes de verveine odorante dans toute composition pour calmer et « ramener à la terre », donner des racines.

De même que 1 goutte d'huile essentielle de rose, 1 goutte de verveine odorante ajoutée dans toute composition aromatique en augmente la vitalité vibratoire, qui se mesure en angströms.

▶ Friction tonique du matin

1 ml de verveine véritable, 10 ml de géranium et 5 ml de citron, quelque 20 gouttes du mélange le matin, après une douche fraîche, sur la

poitrine, le plexus solaire, la nuque, le dos et la plante des pieds revitalisent et éveillent.

▶ Friction régénératrice et calmante du soir

1 ml verveine véritable, 10 ml de lavande fine, 5 ml de marjolaine et 5 ml de lemongrass, appliquer quelque 20 gouttes en friction sur le plexus, la nuque et la base de la colonne vertébrale, après le bain chaud ou avant le coucher, détent et rééquilibre.

▶ Diffusion dans l'atmosphère

▶ Agréable : verveine exotique, lemongrass, lavande.

▶ Bonne humeur : verveine exotique, bois de rose.

▶ Antitabac : verveine exotique, géranium.

▶ Idéal : verveine véritable, verveine exotique.

À savoir

L'infusion de verveine favoriserait la lactation et faciliterait l'accouchement. À faire en cure en fin de grossesse.

Hydrosol de verveine

▶ En lotion tonique : l'hydrosol de verveine redonnerait éclat et tonus aux visages fatigués.

▶ En boisson de santé : 5 cuillères à soupe d'hydrosol dans 1,5 litre d'eau à boire dans la journée. Une cure rééquilibrante pour toute personne qui a du mal à s'ancrer dans la terre, pour les rêveurs et les angoissés.

▶ Infusion chaude, rapide et agréable : 1 cuillère à café par tasse d'eau chaude (miel facultatif).

▶ Boisson tonique de la journée... et amenant le sourire : 2 cuillères à soupe d'hydrosol de verveine mélangées avec l'hydrosol d'origan ou de romarin, 3 à 5 cuillères à soupe pour 1,5 litre d'eau.

▶ En lotion, redonne éclat et tonus aux visages fatigués.

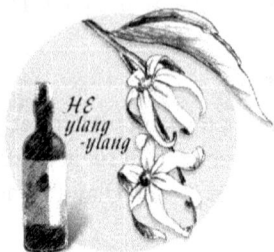

Ylang-ylang

Anona Odorantissima, anonacée

Histoire de la plante

Poussant principalement dans les îles des Philippines, des Comores, de La Réunion et de Madagascar, le ylang-ylang donne de belles petites fleurs jaune pâle, au parfum enchanteur. L'huile essentielle est obtenue par distillation des fleurs de cet arbre majestueusement rond. Un rapport à la paix, à la méditation se retrouve dans les usages. Aux îles Moluques on prépare déjà une huile pour la beauté des cheveux et de la peau. En Indonésie, les fleurs d'ylang-ylang couvrent le lit de mariage. Gal, un chercheur français, découvre en 1870 ses propriétés salvatrices dans les fièvres et affections intestinales. En Indonésie, en Inde, on offre des colliers de fleurs aux déesses et aux dieux dans les petits temples de rues.

Propriétés

Enchanteur sexuel, régénérateur cellulaire, calmant du cœur.

Indications

Impuissance, frigidité, traitement du cheveu et de la peau.

Emploi

Diffusion, friction, huile de massage, bain.

Prendre 1 goutte trois à cinq fois par jour sur la main et laper.

Beauté : frictions, parfum, bain et huiles.

▶ Application sur les peaux à revitaliser : quelques gouttes matin et soir, adoucissant.

▶ Massage câlin : l'huile essentielle d'ylang-ylang est l'une des rares, avec la lavande et le géranium, à pouvoir s'appliquer directement sur les muqueuses. Ou encore ylang-ylang, santal et géranium à parts égales dans des huiles de germe de blé et de sésame forment une synergie harmonieuse pour une huile de massage câline prédisposant à la sensualité — à essayer absolument !

▶ Friction aromatique en cas de chute de cheveux : ylang-ylang 5 ml, sauge officinale 10 ml, thym 5 ml, romarin 5 ml, cèdre 5 ml et lavande 15 ml. Appliquer 50 gouttes sur le cuir chevelu deux fois par semaine. Masser gentiment. Conserver quelques heures ou toute la nuit.

▶ Bains aphrodisiaques : huiles essentielles d'ylang-ylang, santal et géranium, 2 gouttes de chacune dans 3 cuillères à soupe de poudre de lait, ou ylang-ylang et santal 3 gouttes de chacune, ou encore ylang-ylang et lavande 3 gouttes de chacune et 1 goutte de néroli ! Bain divin et câlin !

▶ Bain oriental : ylang-ylang, cèdre, géranium, 5 gouttes de chacune dans 4 ou 5 cuillères à soupe de poudre de lait.

▶ Parfum hindou : ylang-ylang 25 ml et bois de rose 15 ml dans 200 ml d'alcool à 70°. Quelques gouttes de néroli lui donneront une délicate note hindou-arabisante.

▶ Parfum de maison, quelques gouttes dans la cire des meubles ou directement sur les étagères de bois : ylang-ylang, bois de rose et/ou cèdre.

Les huiles essentielles complémentaires

De nombreuses autres huiles essentielles existent pour des utilisations en parfumerie ou en industrie alimentaire. Leurs propriétés thérapeutiques insuffisantes, leur rareté ou leur prix prohibitif n'en font pas des huiles essentielles courantes. Pour information, rappelons qu'il n'existe pas d'huile essentielle de jasmin ni de violette (seulement des concrètes et absolues), pas d'huile essentielle de chèvrefeuille ni de pomme (seulement des arômes de synthèse), ni d'huile essentielle de vanille (seulement un arôme alimentaire de synthèse) — on commence à trouver des extraits de vanille bio.

La panoplie aromatique à notre disposition, avec une quarantaine d'huiles essentielles courantes, que l'on peut se procurer aisément, permet tous les résultats souhaités qu'exige l'aromathérapie naturellement.

Propriétés

▶ Cajeput : antinévralgique.

▶ Cannelle : stimulant sexuel, anti-infectieux, odeur suave.

▶ Carotte : utilisée en soins du visage principalement, elle est d'odeur peu agréable, on lui préfère les huiles essentielles de bois de rose, de rose, de romarin, de cèdre.

- Coriandre : tonique général, cérébral (mémoire), sexuel.

- Cyprès : troubles circulatoires, cellulite, couperose.

- Frankincense encens, *Boswellia carteri* : depuis plus de trois mille ans, la poudre est utilisée comme encens traditionnel, entrouvre la porte du divin et du spirituel, en diffusion, en huile de massage.

- Hysope, thuya : huiles essentielles non libres à la vente malgré leurs excellentes propriétés. Consulter votre médecin pour une ordonnance.

- Lemongrass : antiseptique... tropical.

- Muscade : tonique cérébral et digestif.

- Palmarosa : peu utilisée en Europe. Propriétés concernant le système pulmonaire, friction en synergie ou huile de massage.

- Persil : fait revenir les règles et abortive, peu utilisée.

- Rue, *Ruta Graveolens* : plante magique des Andes que les autochtones utilisent dans les onguents contre rhumatismes et problèmes circulatoires. Les variétés européennes distillées ont des propriétés abortives et sont utilisées en parfumerie.

- Serpolet : jouit de propriétés analogues à celles du thym, encore appelé petit thym ou thym sauvage, rare.

- Thuya : résoudrait verrues et papillomes.

- Vétiver : l'huile essentielle entre dans la composition des parfums pour hommes. Son odeur « basse » et la viscosité de la plante sembleraient « donner des racines » en calmant, favorisant le retour à la terre après les méditations.

Les huiles essentielles de benjoin, de cardamome, de clémentine, de ciste, d'inule, de limette, de laurier, d'oliban, de galbanum, de badiane, de gingembre, de céleri, de cade, de calamus, d'encens, de mélèze, de pamplemousse, de pin baumier, de poivre, de ravensara, de patchouli, de wintergreen (gaulthérie)... sont principalement utilisées en parfumerie et/ou en traitement, peu d'applications purement esthétiques.

À propos d'huiles essentielles

N'oubliez pas que...

- ▶ nos poumons absorbent instantanément, par la respiration, les particules d'huiles essentielles diffusées dans l'atmosphère ;

- ▶ l'arôme est pour l'homme la protection et l'identité du lieu, tout comme le parfum est la protection de la fleur ;

- ▶ les arômes prédisposent au sommeil ou à l'activité, à la détente ou à l'énergie, à la communication ou à la créativité... Pourquoi les arômes font-ils toujours partie intégrante de tous les rites religieux ?

- ▶ l'arôme de la plante représente son corps éthérique. Par analogie, l'arôme, le parfum influe sur le corps éthérique de l'homme ;

- ▶ les huiles essentielles aromatiques naturelles sont des « amies » fragiles et puissantes qui méritent d'être traitées avec soin, reconnaissance et amour.

Présidant au plaisir de fabriquer vos produits vous-même, mettez en application une nouvelle alchimie aromatique et maîtrisez vos recettes : développez votre intuition, aiguisez votre sens de l'odoration, relaxez-vous, détendez-vous et souriez-vous : c'est un joli moment !

Votre pharmacie aromatique

Elle doit se composer des éléments suivants.

- ► Les huiles essentielles de bois de rose, de camomille, de citron, de géranium, de rose, de lavande, de romarin, de sauge et d'ylang-ylang.

- ► Les hydrosols d'armoise ou de sauge, de romarin, de genièvre ou de sureau, de lavande, de camomille ou de marjolaine, de menthe, de géranium ou de rose églantier...

- ► De l'argile en poudre, du miel, de l'huile de germe de blé, des huiles de millepertuis, de noisette, de sésame, de macadamia, de jojoba, etc., des algues et du lait en poudre, de l'eau de mer lyophilisée, de l'huile de ricin et de la magnésie San Pellegrino, du Chlorumagène, des plantes à infusion dépurative, une centrifugeuse et quelques flacons de verre coloré, un entonnoir et un compte-gouttes.

Important

Suivez les recettes d'un conseil compétent.

Respectez les posologies et précautions d'emploi.

Notez vos « innovations aromatiques », et pourquoi ne pas ouvrir un cahier de vos recettes et fabrications avec leurs résultats ?

© Eyrolles Pratique

Respiration, olfaction et odoration

Un bureau, une maison, un espace dans lequel « ça sent bon » incite à la bonne humeur, au sourire intérieur, à la joie. Le « ça sent bon » favorise le « oui », apaise les anxieux, vivifie les apathiques, et améliorerait la communication et la créativité.

Respirer des huiles essentielles « qui sentent bon et qui plaisent » modifie à notre insu notre comportement immédiat. Les personnes aimées ont une odeur qu'il est préférable d'apprécier, sinon une certaine incompatibilité pourrait ternir les relations...

On peut reconnaître (connaître de nouveau) ses amis, ses bonnes relations, les personnes avec lesquelles les sujets de conversation seront communs ou intéressants, l'harmonie qui passera aisément entre deux personnes... à leur odeur. L'appréciation des mêmes odeurs permettrait une compatibilité d'humeur, et des humeurs — au sens large.

On se souvient instantanément d'une odeur d'enfance.

L'odeur de la nature, de la plante naturelle, de l'huile essentielle naturelle aromatique apporte la vie (puisque le naturel est vivant), au contraire d'une odeur de synthèse qui n'est qu'artificielle (non naturelle donc ni vivante ni biogénique !).

Le subtil, fragile, éthérique aspect du parfum est en relation avec le subtil, fragile, éthérique aspect de nous-mêmes (nos corps éthériques).

Aux États-Unis, on parle d'introduire des sensations olfactives dans les jeux vidéo et les terminaux informatiques. Au Japon, on installerait des odorostats dans les bureaux et les usines. Partout, on créerait des

« nécessaires à humeurs », comme les appelle la journaliste américaine Ruth Winter (auteur du célèbre *Livre des odeurs*, Le Seuil, 1978) et, déjà, cabinets médicaux et hôtels sont équipés de diffuseurs d'arômes pour un meilleur confort olfactif des clients, renforçant l'aseptisation du lieu.

Deux mille ans avant notre ère, les Esséniens, qui nous ont transmis l'essentiel de nos connaissances actuelles en matière de médecine holistique, savaient précisément diagnostiquer les maladies à la seule odeur du malade ! Dans les monastères du Moyen Âge, les moines étaient aussi bien médecins du corps que de l'esprit. Thaumaturges et apothicaires cultivaient, dans le carré des simples, les plantes aromatiques avec lesquelles ils préparaient leurs potions, mélanges et macérations formant la base de leur médication nécessaire au traitement de leurs patients.

Cette ancienne tradition a inspiré de nouvelles reconstitutions de carré des simples comme le jardin miniature de Jean Cocteau ou encore le jardin expérimental de plantes aromatiques du musée des Arômes et du Parfum de Graveson-en-Provence, qui fleurit devant les nobles bâtiments des anciennes caves à vin de l'abbaye de Frigolet, entre Arles et Avignon.

Je vous rappelle donc ici mes dix règles d'or :

1. Apprendre à respirer et pratiquer la respiration consciente

C'est l'oxygénation de nos cellules, la libération des tensions, l'irrigation intensive de notre cerveau, soit la voie vers la clarté d'esprit, l'amélioration des constipations, des tensions, de l'énervement, de la cellulite...

2. Manger sainement

Une alimentation équilibrée, au maximum crue, boire et manger des fruits crus en dehors des repas, éviter trop de mélanges alimentaires, commencer les repas par un jus de légumes, réveiller votre intuition alimentaire et prendre le temps de se restaurer.

3. Faire une cure de nettoyage de printemps

Les cures de drainage de toxines nettoient l'organisme et lui permettent de fonctionner à son plein rendement.

4. Pratiquer abondamment bains, douches, ablutions

Intérieurs (boire beaucoup), extérieurs (douches, bains, thalassothérapie). L'eau nettoie, nous le savons, les saletés visibles (poussières), internes (toxines de l'organisme) et invisibles (nettoie nos corps éthériques) : c'est pourquoi les thérapeutes, médecins et guérisseurs se déchargent de vibrations malsaines en passant leurs mains sous l'eau. Le bain apporte détente et relaxation.

5. Pratiquer les bains d'air et de soleil

Le corps nu « respire » aussi par la peau. L'air et le soleil (sans abus) sont nécessaires à une bonne vitalité. Les bains d'air, de soleil, d'ombre sous un feuillage ou à côté d'un ruisseau ou d'une rivière ionisante sont les plus salutaires.

6. Pratiquer l'exercice physique

Le meilleur de tous : la marche. Tous les autres sports sont bénéfiques. Recommencez pro-gres-si-ve-ment !

7. Penser au sommeil réparateur

Sommeil-détente, sommeil-récupération, les heures avant minuit comptent double ! Le sommeil supplémentaire apporte à l'organisme un des moyens précieux de s'autoguérir. Regardez les animaux malades : ils dorment, ils jeûnent, ils se purgent avec quelques herbes sauvages et boivent de l'eau.

8. Pratiquer le retour sur soi, méditation, relaxation

Le moment de détente journalier est indispensable à notre santé : yoga, détente, musique, méditation... vider son esprit des préoccupations journalières. Le résultat, c'est le rayonnement, la vraie beauté, et... le départ pour la mise en application de la pensée positive.

9. Favoriser l'harmonie physique, affective, sexuelle

Œuvre de la femme et de l'homme, l'harmonie est le résultat d'un travail sur soi. L'harmonie dans le couple concourt à l'éveil de l'esprit et à la réussite personnelle.

10. Utiliser des huiles essentielles aromatiques

En plus de leur action thérapeutique, de leurs propriétés beauté-santé, les huiles essentielles apportent une énergie nouvelle, donnent une aura particulière. Toutes les religions utilisent un ou plusieurs arômes pour nettoyer les lieux, assainir les atmosphères, préparer aux incantations, méditations, guérisons, messes, prières, chants et offices... Respirer des huiles essentielles change les comportements, les affects, l'attitude et, j'ai plaisir à le répéter, une superbe beauté intérieure et extérieure... Avec des huiles essentielles naturelles et bio, c'est ce que j'appelle la vraie aromathérapie beauté ! et c'est de plus un remerciement à la Vie, à la Nature et à ce qu'elle nous apporte !

© Eyrolles Pratique

Bibliographie

Anonyme, *Dictionnaire portatif de cuisine d'office, et de distillation*, Vincent, 1767.

Bia (Valérie), Jaubert (Jean-Pierre), école moderne française, *Le parfum, les us et coutumes*, 1996.

Bosschère (Jean de), *La fleur et son parfum*, Stock, 1943.

Braden (Gregg), *L'éveil au point zéro*, Ariane éditions, Québec, 1998.

Cunningham (Scott), *Encyclopedia of magical herbs*, Llewellyn publications, 1993.

Gattéfossé (R. M.), *Distillation des plantes aromatiques*, Editions Librairie centrale des sciences, 1926.

Girre (Loïc), *La médecine par les plantes à travers les âges*, Ouest-France, 1981.

Hubert (Paul), *Plantes à parfum*, Dunod, 1909.

Hunt (Valery), *Infinite mind, science of human vibration of consciousness*, Malibu Pub., 1996.

Joyeux (Henri), *Changer d'alimentation*, De Guibert, 2004.

Lazennec (I.), *Manuel de la parfumerie*, Baillière et fils, 1922.

Lieutaghi (Pierre), *Jardin des savoirs, jardin d'histoire*, Les Alpes de lumière, Salagon, Mane, 1992.

Monnier (Marcel), *Graines germées, livre de cultures*, Vivez Soleil, 2004.

Naves (Yves-René), *Technologie et chimie des parfums naturels,* Masson et Cie, 1974.

Paccalet (Yves), *L'odeur du soleil dans l'herbe,* Robert Laffont, 1992.

Piesse (S.), *Chimie des parfums,* Baillière et fils, 1897.

Pline l'Ancien, *La vertu des plantes,* Arléa, 1999.

Servan-Shreiber (D.), *Anticancer : Prévenir et lutter grâce à nos défenses naturelles,* Robert Laffont, 2007.

Stoddart (Michael), *A noselessness man,* Australian conference, 1998.

Vial (Bernard), *Dictionnaire affectif des plantes,* manuscrit, 1990.

Winter (Ruth), *Le livre des odeurs,* Le Seuil, 1978.

Pour contacter Nelly Grosjean

La Chevêche, petite route du Grès, 13690 Graveson-en-Provence

www.nellygrosjean.com

© Eyrolles Pratique

Table des matières

La beauté par les huiles essentielles

© Eyrolles Pratique

La beauté par les huiles essentielles

Table des matières